イラストが楽しい！

手指衛生トレーニング 2

シナリオで理解する！

佐々木浩美／残間由美子／橋本幸子／中野国枝　著

在宅における訪問看護
介護老人保健施設
リハビリテーション施設

へるす出版

執筆者一覧

佐々木浩美＊医療法人社団スズキ病院　スズキ記念病院　感染管理認定看護師
残間由美子＊財団法人宮城厚生協会坂総合病院看護部　感染管理認定看護師
橋本　幸子＊徳島市民病院看護部　感染管理認定看護師
中野　国枝＊国立大学法人長崎大学医学部・歯学部附属病院看護部　透析看護認定看護師

〈イラスト〉
大友　美幸＊助産師

はじめに

　2007年の医療法改正により必須となった感染対策の体制確保が，個々の医療施設で効果的に取り組まれてきています。訪問看護ステーションや介護老人保健施設は，介護保険法により基準が示されていますが，感染対策の基本的な考え方は医療施設と同様です。

　最近，訪問看護・介護老人保健施設・リハビリテーションセンターにかかわる方々から，感染対策について数多くの相談が寄せられるようになりました。現場では，施設背景・経済的問題・教育・他職種や家族の連携など，さまざまな課題と向き合い，それぞれの状況に応じて感染対策が進められているのが現状です。

　本書は，在宅医療・介護老人保健施設・リハビリテーションセンターでの感染対策として，標準予防策のなかで最も重要なものの1つである「手指衛生」のイメージトレーニングを目的として編集しました。日常業務を感染対策の視点で取り入れてイラスト化した，なんともユニークで楽しいマニュアルです。複数の施設の感染管理認定看護師3名と透析看護認定看護師1名で執筆しました。施設による個々の対応はさまざまあるでしょうが，その一助としていただき，よりよい感染対策を実践していただけることを期待しています。

執筆者一同

目次 CONTENTS

はじめに………iii

I 手指衛生の基礎知識 … 1

- 用語の説明 … 2
- 手指衛生のタイミング … 3
- 手指衛生別の手順 … 4
  - 石けんと流水による手洗いの手順 … 4
  - 擦式消毒用アルコール製剤による手指消毒の手順 … 5
- 防護具の着脱と手指衛生 … 6
  - 1. 防護具をつける順序と手指衛生 … 6
  - 2. 防護具を外す順序と手指衛生 … 7
- 防護具のつけ方と外し方 … 8
  - 1. エプロンのつけ方 … 8
  - 2. エプロンの外し方 … 9
  - 3. マスクのつけ方 … 10
  - 4. マスクの外し方 … 11
  - 5. ゴーグルのつけ方 … 12
  - 6. ゴーグルの外し方 … 13
  - 7. 手袋（未滅菌）のつけ方 … 14
  - 8. 手袋（滅菌）のつけ方 … 15
  - 9. 手袋の外し方 … 16
- 「手袋を装着すれば手指衛生を行わなくてもいい」と思ってはいませんか？ … 17
- 手指汚染リスク要因（環境因子）… 18
- 湿性生体物質とは？ … 20

本書の特色と使い方………22

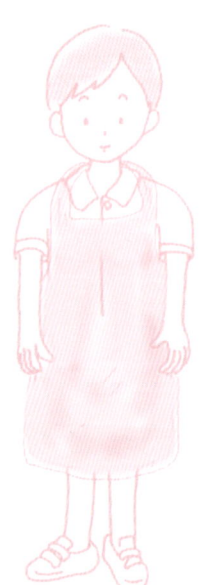
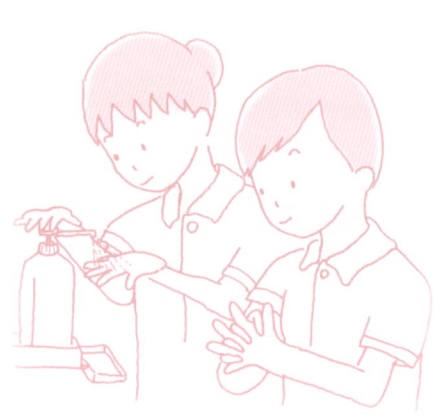

23　II　手指衛生の実際

25　1. 在宅における訪問看護
SCENE 1 ～ SCENE 10

69　2. 介護老人保健施設
SCENE 1 ～ SCENE 5

93　3. リハビリテーション施設
SCENE 1 ～ SCENE 6

103　III　看護行為別の手指衛生

- 104　1.「採血」の手順
- 107　2.「尿道留置カテーテル挿入」の手順
- 109　3.「おむつ交換」(1人で実施する場合)の手順
- 112　4.「おむつ交換」(2人で実施する場合)の手順
- 119　5.「気管内吸引」(開放式)の手順

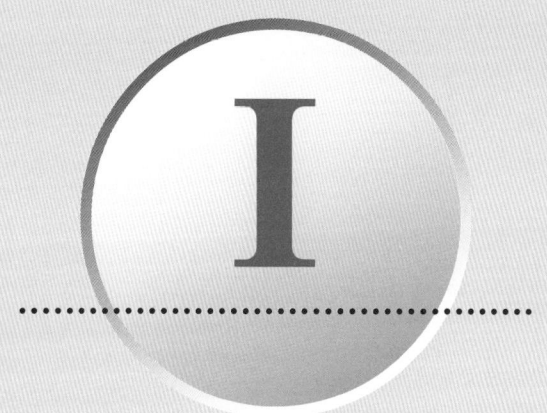

手指衛生の基礎知識

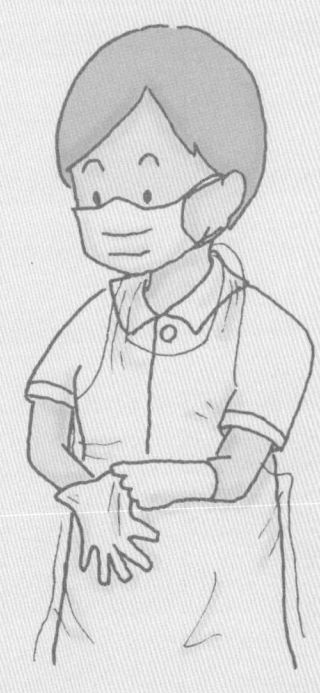

用語の説明

■**標準予防策**………感染症の有無にかかわらず，病院でケアを受けるすべての患者に適用する予防策である。すべての患者の湿性生体物質（血液・体液・汗を除く分泌物・傷のある皮膚・粘膜など）は感染性微生物を含んでいる可能性がある，という前提で対応する方法である。
　　　　　　　　　標準予防策の実践内容には，①手指衛生，②個人防護具（PPE），③環境制御，④ケアに使用した器材の取り扱い，⑤リネンの取り扱い，⑥鋭利物の取り扱い，⑦患者配置，⑧患者の蘇生，⑨呼吸器衛生／咳エチケット，⑩安全な注射手技，⑪腰椎処置における外科用マスクの装着，がある。医療行為やケア内容また患者の状況による感染のリスクに応じて，構成要素を1つまたは2つ以上で実施する。

■**感染経路**………医療関連感染の主なものには，空気感染・飛沫感染・接触感染がある。

■**空気感染**………咳，くしゃみなどの飛沫の気化した飛沫核が空中に浮遊し，空気の流れにのって拡散し，離れた人に吸い込まれて感染する。結核，麻疹，水痘などがある。

■**飛沫感染**………咳，くしゃみ，会話などにより，飛沫が約1m飛んで結膜，鼻粘膜，口腔に付着することによって感染する。飛沫は約1m以内で床に落下する。空気感染とは異なる。インフルエンザ，百日咳，流行性耳下腺炎，風疹，マイコプラズマ，溶血性連鎖球菌，レジオネラなど。

■**接触感染**………手指，器具，食品などを介して伝播する。最も頻度の高い伝播経路である。ノロウイルス，腸管出血性大腸菌，クロストリジウム・ディフィシル，MRSA，緑膿菌，単純ヘルペス，疥癬，しらみ症などがある。

■**手指衛生**………手洗い，手指消毒のいずれも含んだ総称。

■**手洗い**………石けん（非抗菌性）と流水による物理的な手洗い。手が目に見えて汚れているときに行う。ただしノロウイルスやクロストリジウム・ディフィシルやヒゼンダニなど，擦式消毒用アルコール製剤が効果的でない場合には手洗いを行う。

■**手指消毒**………擦式消毒用アルコール製剤で手指を消毒すること，または洗浄用手指消毒薬と流水で手指を洗浄・消毒する（ここでは擦式消毒用アルコール製剤を使用する前提で進める）。手が目に見えて汚れていないときに行う。

■**防護具**………手，粘膜（目・鼻・口の），着衣などを湿性生体物質から守るために使用する。手袋・マスク・フェイスシールド・アイプロテクション（ゴーグル・メガネ）・エプロン（防水性）・ガウン（防水性）などがある。

手指衛生のタイミング

手指衛生のタイミングは，下記の「5つのタイミング」が薦められています。その理由として「手指を介して伝搬する病原微生物から患者自身を守るため（Ⅰ）」「患者の体内に微生物が侵入することを防ぐため（Ⅱ）」「患者の病原微生物から医療関係者と医療環境を守るため（Ⅲ～Ⅴ）」と示されています。

参考：「WHOホームページ　Clean　your　hands
http://www.who.int/gpsc/5may/background/5moments/en/index.html」

Ⅰ 患者に直接触れる前に手指衛生を行う

- バイタルサイン測定
- 訓練開始
- 内シャント音・スリルの観察，などの前に。

Ⅱ 清潔操作・無菌操作の手順の前に手指衛生を行う

- 尿道留置カテーテル交換
- 採血，などの前に。

Ⅲ 血液・体液に触れた後に手指衛生を行う

- 吸引
- 搾乳指導と介助
- おむつ交換，などの後に。

Ⅳ 患者に触れた後に手指衛生を行う

- バイタルサイン測定
- 入浴介助
- 爪切り，などの後に。

Ⅴ 患者の環境に触れた後に手指衛生を行う

- 入浴介助
- 吸引圧の確認
- 玄関入る，などの後に。

シナリオで理解する！　手指衛生トレーニング・2

手指衛生別の手順

本書でのマーク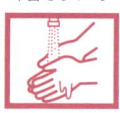

1 石けんと流水による手洗いの手順

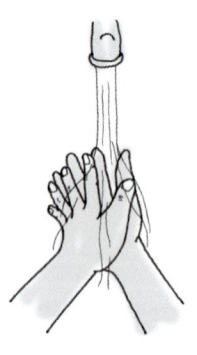
①流水で十分にぬらす

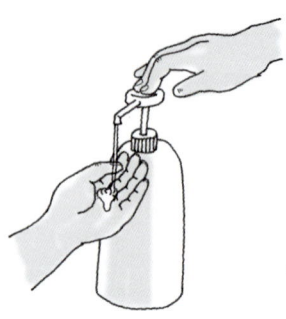
②石けんを手にとる

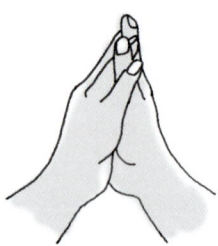
③手のひらを洗う

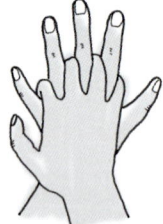
④手の甲を洗う

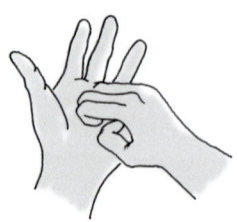
⑤指を折り曲げて，指先，爪，爪の周囲を洗う

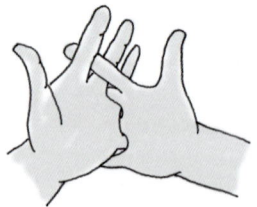
⑥指の間を洗う

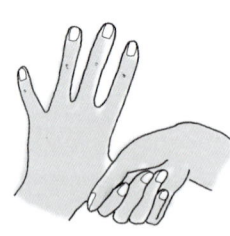
⑦親指とその間を洗う

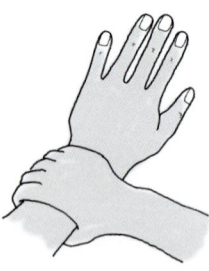
⑧手首を洗う

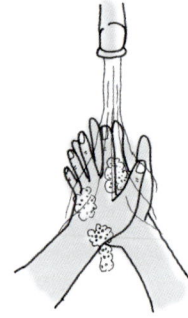
⑨流水で石けんを洗い流す

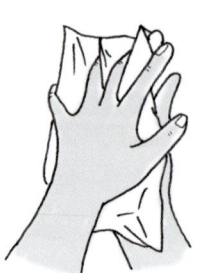
⑩ペーパータオルで拭く

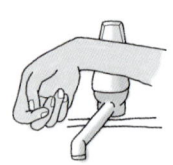
●蛇口の閉め方（1）

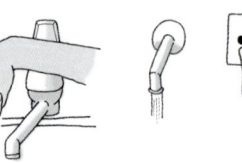
●蛇口の閉め方（2）センサー式

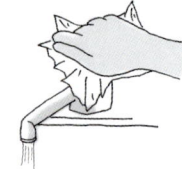
●蛇口の閉め方（3）ペーパータオルで覆って閉める

石けんと流水による手洗いの手順

2 擦式消毒用アルコール製剤による手指消毒の手順

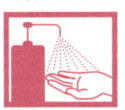
本書でのマーク

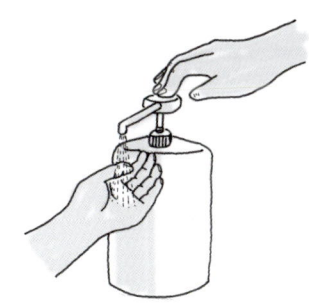
①ノズルを下まで押し，1回量（メーカー推奨量を参考のこと）を手にとる

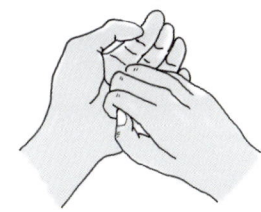
②指先は擦り込み残しをしやすいので注意して行う

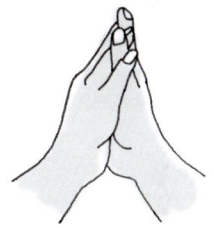
③手のひらは，しわの部分を伸ばすつもりで擦り込む

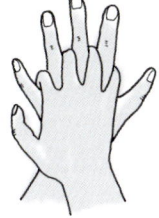
④手の甲や指に擦り込む

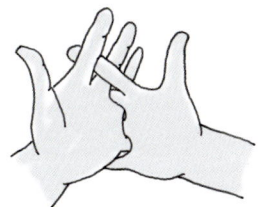
⑤指の間も擦り込み残しがないようにしっかり擦り込む

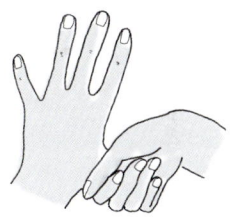
⑥親指とそのつけ根を包み込むように擦り込む

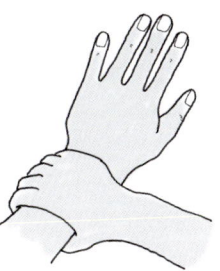
⑦手首まで十分擦り込む

防護具の着脱と手指衛生

1. 防護具をつける順序と手指衛生

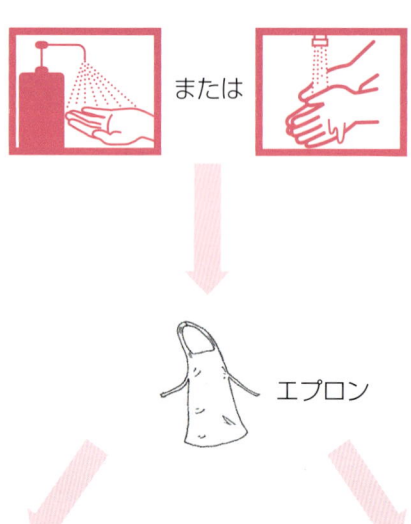

前の作業からの手指汚染を除去するためです。

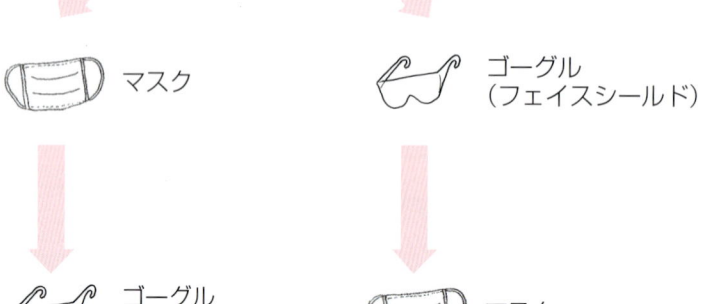

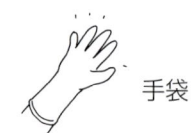

＊エプロン装着後は，マスクをつけるか，ゴーグルをつけるか，どちらでもかまいません。手袋は最後につけましょう。

２つの手指衛生マーク

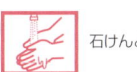 石けんと流水による手洗いをする
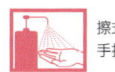 擦式消毒用アルコール製剤による手指消毒をする

2. 防護具を外す順序と手指衛生

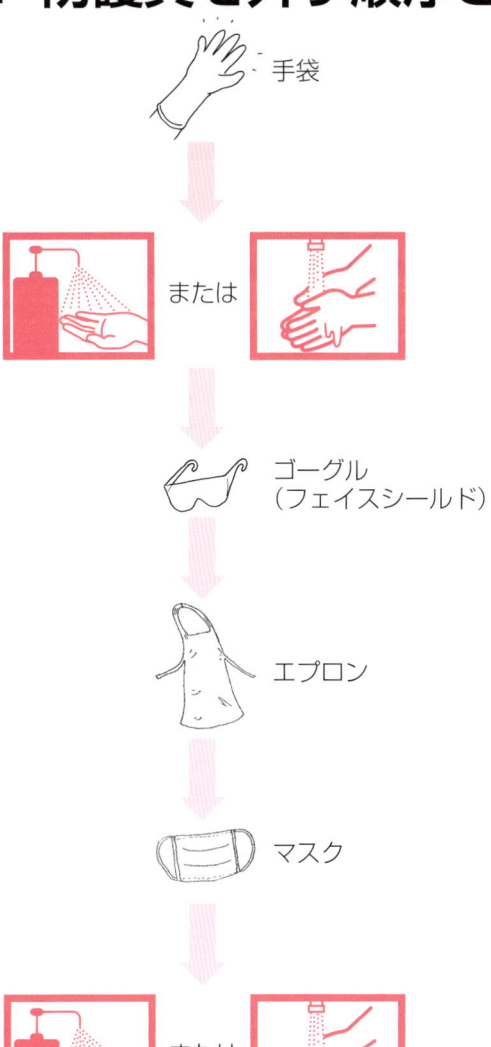

手袋を外した直後の手指衛生が必要です。その理由は，①手袋にはピンホール（小さな孔）がある可能性があり，そこから微生物が侵入して手に付着しているかもしれないこと，②手袋を外すときに手を汚染したかもしれないこと，③手袋の中で自分の手の微生物が増殖しているかもしれないこと，によります。

防護具を外すときに手指が汚染される可能性があるため，手指衛生を行います。それから次の行為へ進みます。

防護具の着脱と手指衛生

防護具のつけ方と外し方

1. エプロンのつけ方

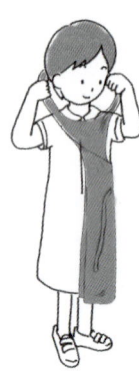
①折り目の山を手前にして，輪の部分に頭を通す。

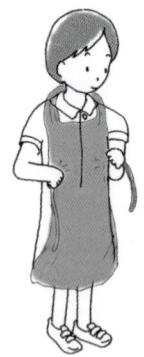
②腰ひもを持ってエプロンを広げる。

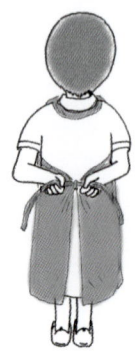
③ひもを後ろで結ぶ。

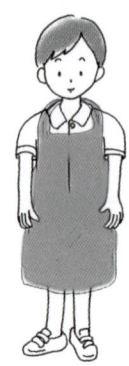
④はい！ 完璧。

2. エプロンの外し方

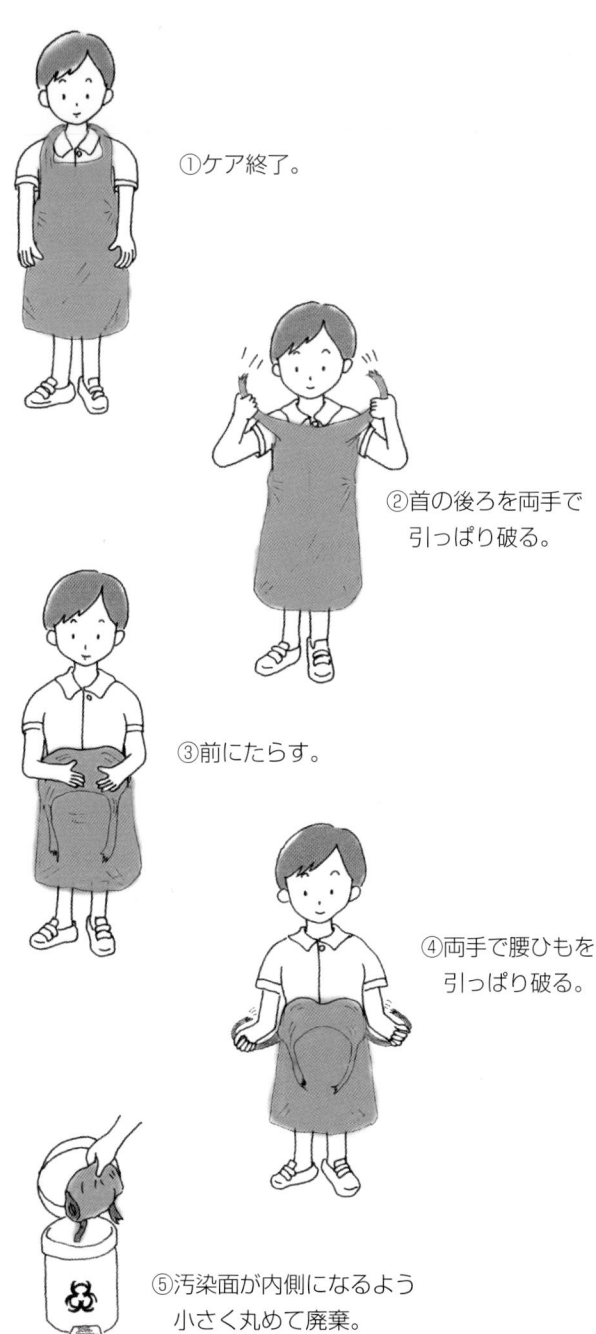

①ケア終了。

②首の後ろを両手で引っぱり破る。

③前にたらす。

④両手で腰ひもを引っぱり破る。

⑤汚染面が内側になるよう小さく丸めて廃棄。

シナリオで理解する！　手指衛生トレーニング・2

3. マスクのつけ方

防護具のつけ方と外し方

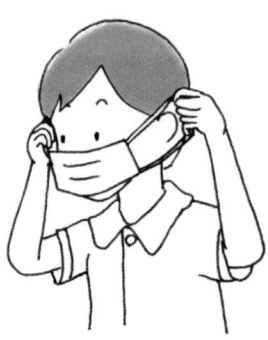

①マスクのゴムを両耳にかける。

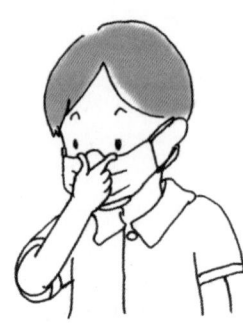

②鼻のところを押さえて隙間ができないようにする。

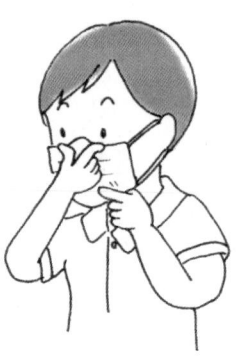

③顎を覆うように下側を引く。

4. マスクの外し方

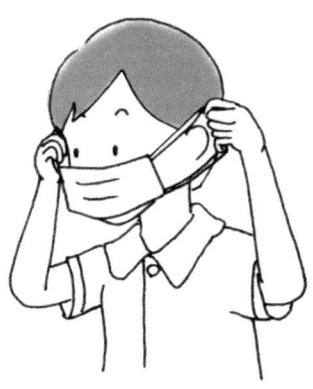

①マスク表面に触れないよう両手で両耳からゴムを外す。

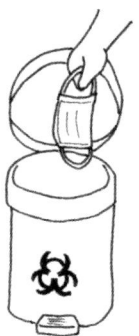

②ゴムを持ったまま廃棄。

5. ゴーグルのつけ方

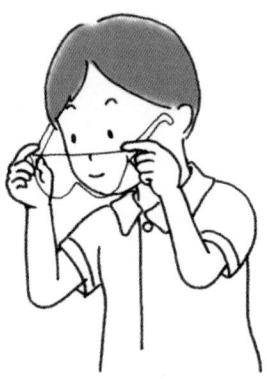

①ゴーグルを両手で持つ。

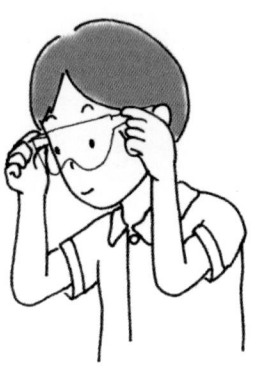

②目を覆うようにつけ,頭(耳の上)にしっかりと固定する。

6. ゴーグルの外し方

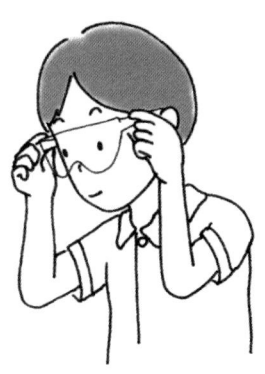

①耳側に当たる部分を手で持つ（汚染面に手を触れない）。

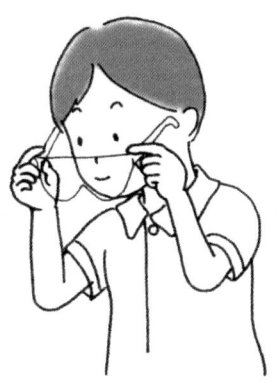

②顔から離す。

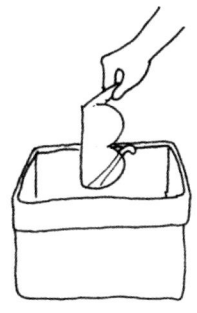

③指定容器に入れる。

7. 手袋（未滅菌）のつけ方

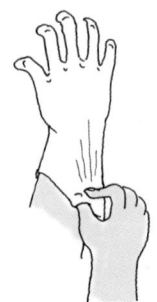

①つまんで引っぱり，指先までしっかり装着する。ただし，引っぱりすぎて破かないように！

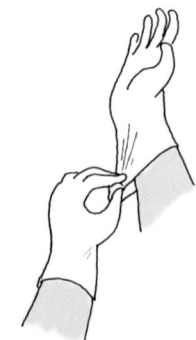

②先に手袋を装着した手の指で引っぱり，指先までしっかりつける。

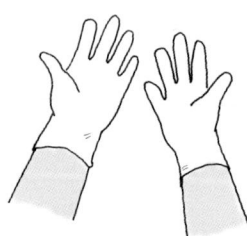

③これで完璧！

8．手袋（滅菌）のつけ方

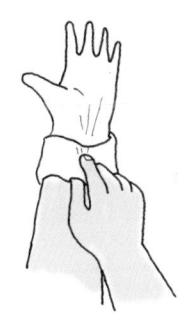

①滅菌手袋の表面に指が触れないようにつけることが大原則！　片方の手袋の手首の部分を折り返し，手のひら・甲に装着。ていねいに指先までしっかりつける。もちろん破いたり，裂けないように。

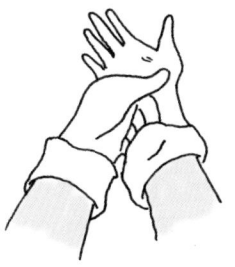

②もう一方の手袋を装着する。しわやよじれを残さないように，ていねいに伸ばしてしっかり装着する。くれぐれも滅菌手袋の表面に指が触れないよう，破いたり，裂けないようにつける。

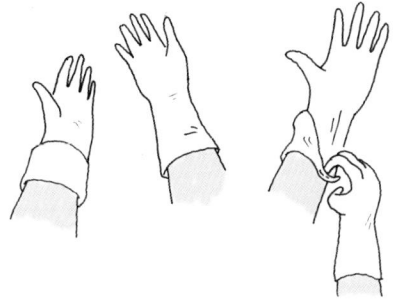

③両手の手のひら・甲を装着し終わったら，手首部分の折り返しを伸ばす。くれぐれも滅菌手袋の表面に指が触れないよう，破いたり，裂けないようにつける。

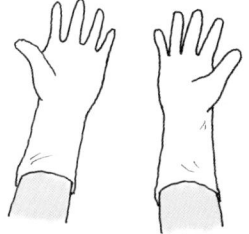

④これで完璧！

9．手袋の外し方

　手袋外側（手袋表面）は「汚染されている」と考えます。手袋を外すときは，周囲環境に触れないように十分注意して外します。

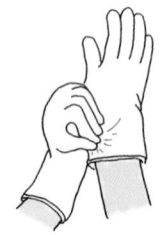

①手首近くの外側をつまむ。

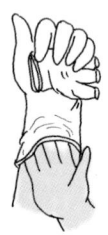

④外していない手袋の手首の下に，手袋をしていない指をすべり込ませる。

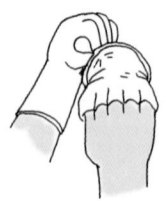

②手袋の表裏が反対になるように，はがすように外す。

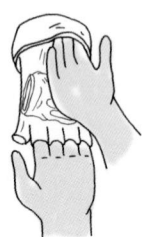

⑤外した手袋を内側にしながら，はがすように外す。

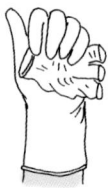

③外したら反対の手袋で持つ。

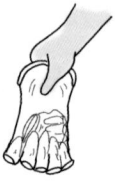

⑥これで完璧！　廃棄する。

「手袋を装着すれば手指衛生を行わなくてもいい」と思ってはいませんか？

　「手袋を装着すれば手指衛生を行わなくてもいい」と思ってはいませんか？
　これは，大きな誤りです！
　手袋は手指衛生の代わりにはなりません！
　手指衛生の大原則は，「対象者を感染から守ること」「自分自身を感染から守ること」。
　手袋には目には見えないほどの孔（ピンホール）が空いている可能性があります。その孔から微生物が手袋内側に侵入している可能性もあります。また，手袋の内側は，汗をかき微生物が増殖している可能性があります。
　手袋を装着する前に，また，手袋を外したら手指衛生を行います。

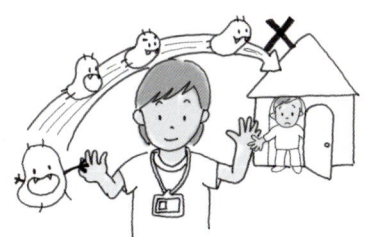

「持ち込まない」

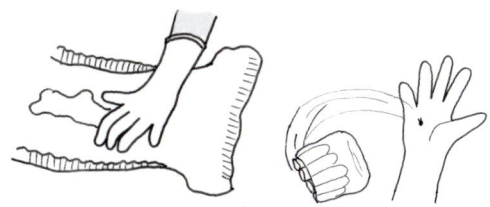

汚染物質から手袋内部に
微生物が侵入 ?!

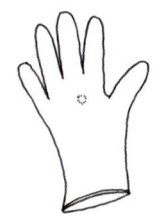

手袋にピンホール ?!

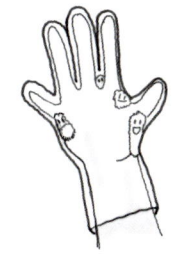

汗をかき微生物が増殖 ?!

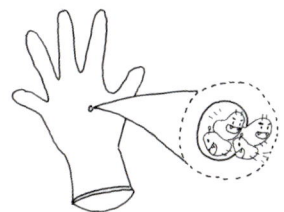

微生物が手袋内部に
侵入 ?!

手指汚染リスク要因（環境因子）

　私たちの身の回りにはさまざまな「手指汚染リスク要因」がありますが，それらに触れるたびに手指衛生をすることは現実的ではありません。看護・介護などにかかわる医療従事者は，どのタイミングで，どの手指衛生を行うかを判断して実践する必要があります。
　普段，気にもとめていなかった「もの」が「手指汚染リスク要因」ということもあります。もちろん，これがすべてではありませんが，改めて考えてみましょう。

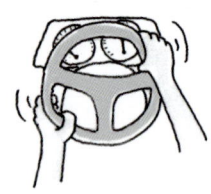 車のハンドル

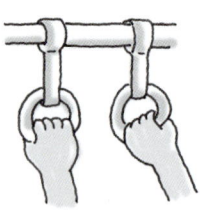 吊り革

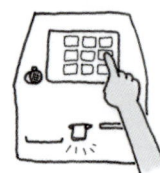 電車の券売機

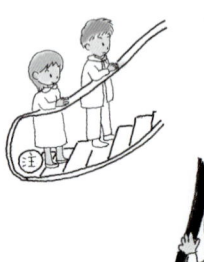 エスカレーターの手すり

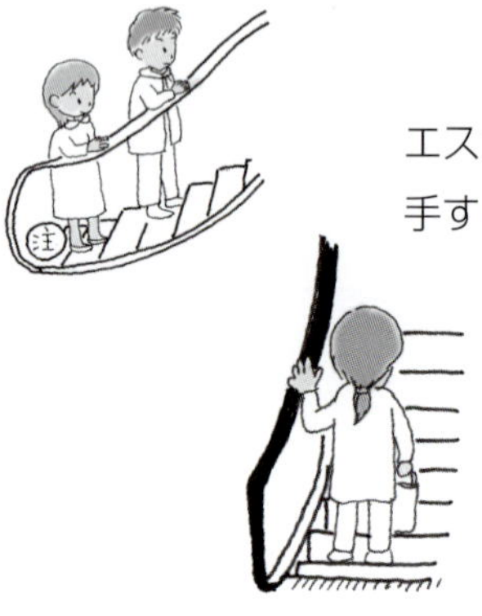

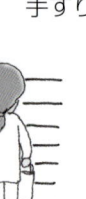

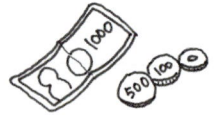 お金

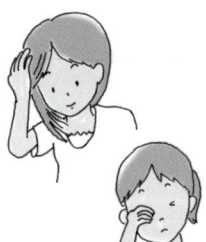 自分の髪の毛・鼻・目

手指汚染リスク要因（環境因子）

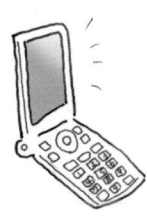 携帯電話

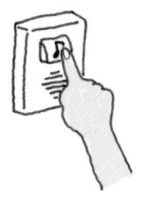 インターホンや
ドアノブ

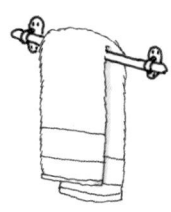 訪問先での
手洗い後の
共有タオル

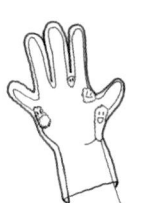 手洗い後に
十分に乾いていない手

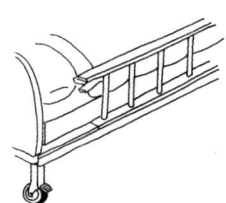 ベッド柵

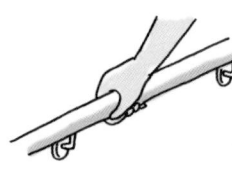 手すり

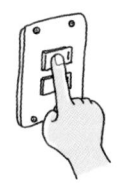 電灯のスイッチ

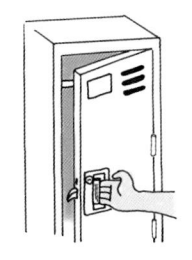 ロッカーの取っ手

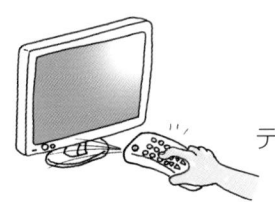 テレビのリモコン

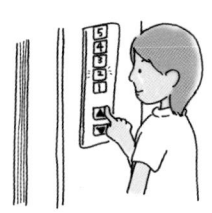 エレベーターの
スイッチ

シナリオで理解する！ 手指衛生トレーニング・2

湿性生体物質とは？

「標準予防策」（スタンダードプリコーション）は，「すべての患者の湿性生体物質は感染性微生物を含んでいる可能性がある」という前提で対応する方法です。
　ここでは具体的な湿性生体物質とそれに触れる可能性のある部位などをイラストでまとめました。ただ，ここに示した以外にも多くの湿性生体物質があります。ケアや介助の内容や対象の状況に応じた的確な手指衛生，予防策を講じましょう。

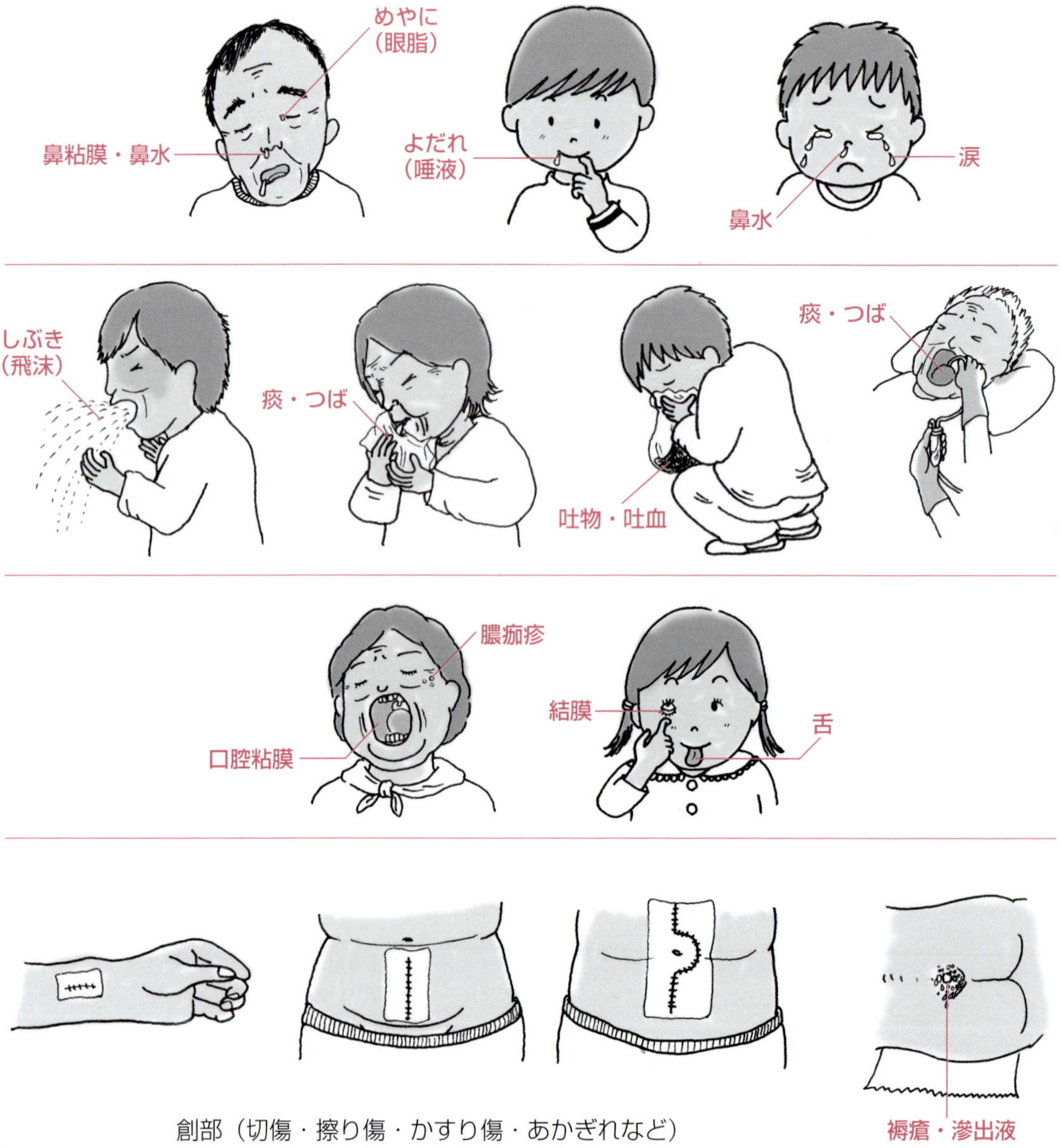

- めやに（眼脂）
- 鼻粘膜・鼻水
- よだれ（唾液）
- 涙
- 鼻水
- しぶき（飛沫）
- 痰・つば
- 吐物・吐血
- 痰・つば
- 膿痂疹
- 結膜
- 舌
- 口腔粘膜

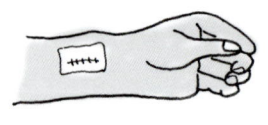
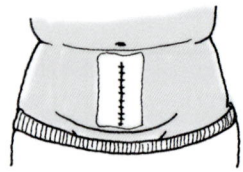
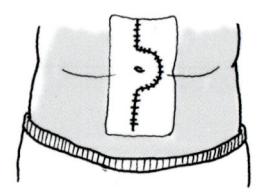
創部（切傷・擦り傷・かすり傷・あかぎれなど）

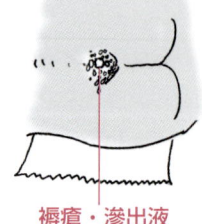
褥瘡・滲出液

湿性生体物質とは？

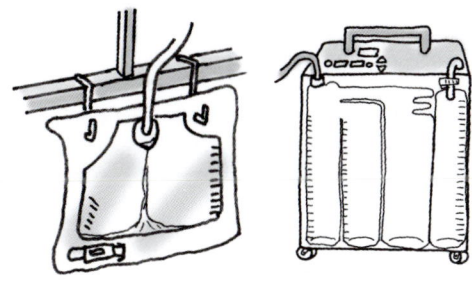
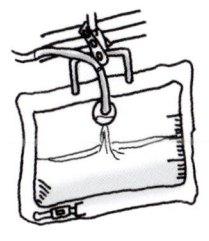
ドレナージによる排液・吸引バッグ・バルンバッグなどの内容物

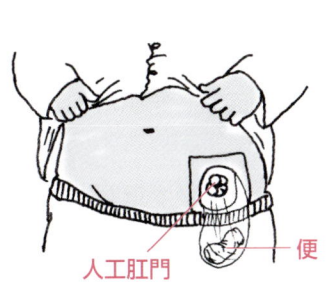
人工肛門　便

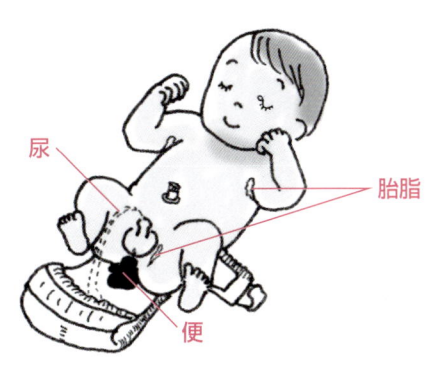
尿　胎脂　便

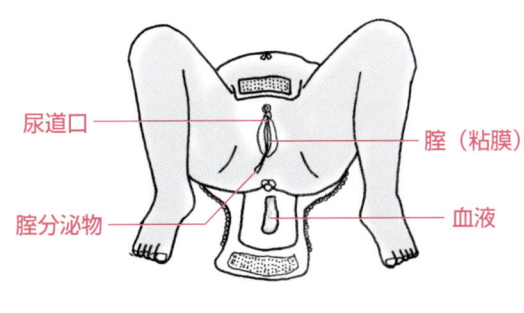
尿道口　腟（粘膜）
腟分泌物　血液

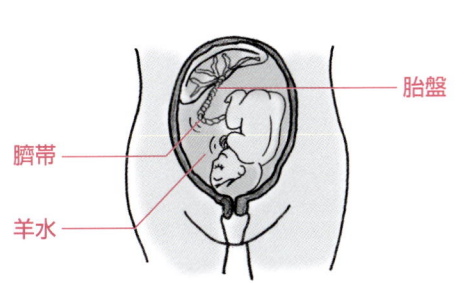
胎盤
臍帯
羊水

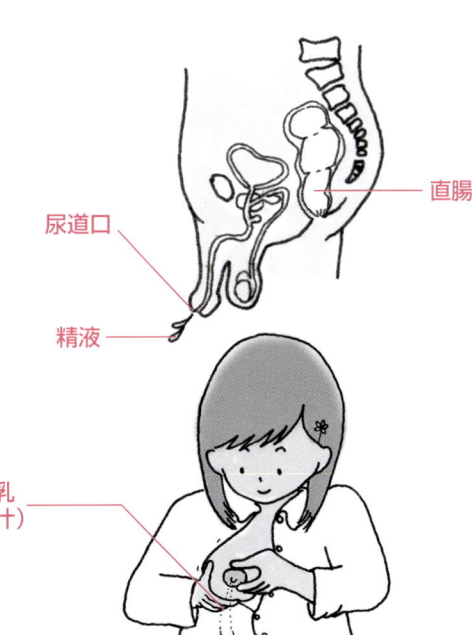
直腸
尿道口
精液
母乳（乳汁）

本書の特色と使い方

次ページよりはじまる『手指衛生の実際』は、「どのタイミングで、どのような手指衛生を実施すべきか」が理解できるように、多くのイラストと明確な「手指衛生マーク」を示してわかりやすくまとめてあります。本書を繰り返し読むことで、手指衛生の実際が、無理なく自然に身につくように編集しています。

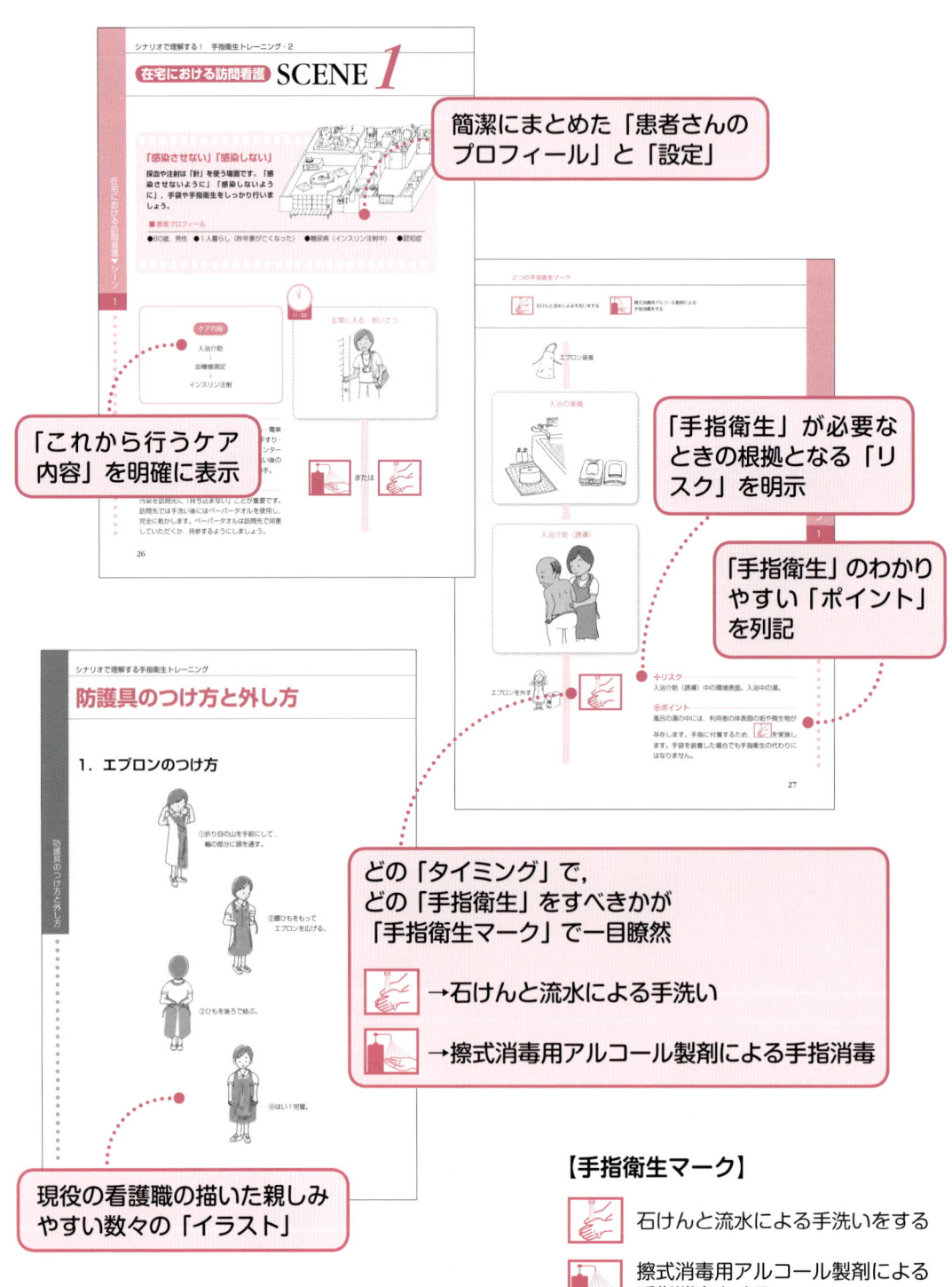

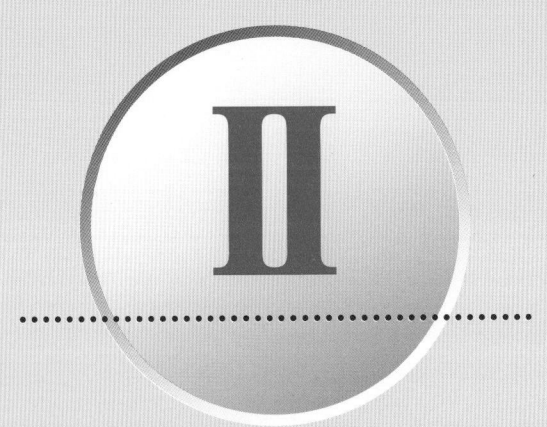

手指衛生の実際

1. 在宅における訪問看護
2. 介護老人保健施設
3. リハビリテーション施設

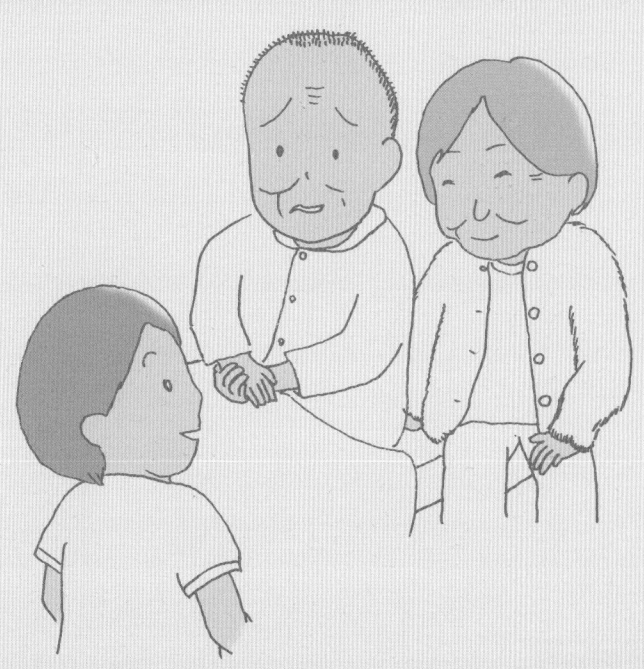

1 在宅における訪問看護
SCENE 1 〜 SCENE 10

在宅療養の特徴と感染対策の必要性

　在宅療養者は医療依存度の幅が広く，感染リスクの高い処置の尿道留置カテーテル・血管内留置カテーテル・人工呼吸器・経管栄養・腹膜灌流（CAPD）・創傷処置などを必要とするケースもあります。ただ，医療行為やケアを行う人は限られ，また，器材の共有が少ないこともあり，医療施設と比較すれば，在宅では病原体の侵入門戸が少ないといえます。

　しかし，器材によっては洗浄・消毒しながら繰り返し使用することも多いこと，また在宅ケアスタッフの手指を介して訪問先から次の訪問先へと持ち運ぶ可能性があることが特徴であり，標準予防策の手指衛生が基本となります。

　ただし，在宅ケアを提供する際は，個々の環境や状況に合わせて，安定した生活が送れるよう支援することが優先であり，また，在宅においては確固たるエビデンスが存在する感染対策は確立されていないこともあり，病院で行っている感染対策をそのまま在宅に当てはめることは困難です。また，個人差はありますが，経済性に関しても患者負担も含め病院以上に配慮する必要があります。

シナリオで理解する！　手指衛生トレーニング・2

在宅における訪問看護 SCENE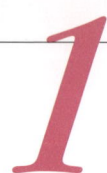

「感染させない」「感染しない」

採血や注射は「針」を使う場面です。「感染させないように」「感染しないように」，手袋や手指衛生をしっかり行いましょう。

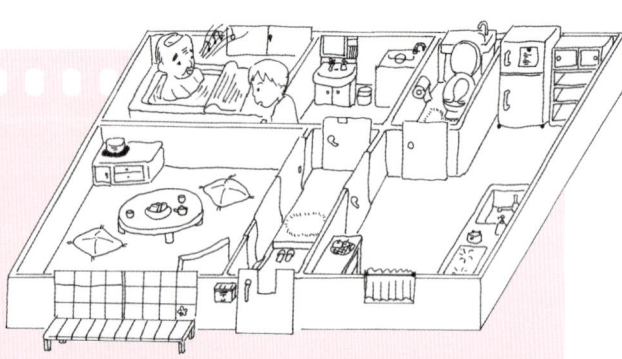

■ 患者プロフィール

● 80歳，男性　● 1人暮らし（昨年妻が亡くなった）　● 糖尿病（インスリン注射中）　● 認知症

ケア内容

入浴介助
↓
血糖値測定
↓
インスリン注射

11:00

玄関に入る・あいさつ

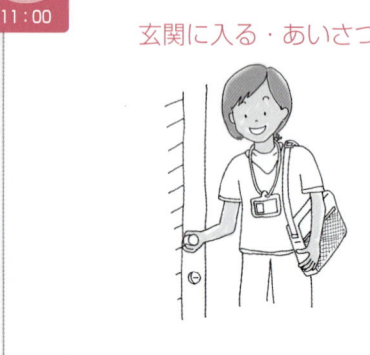

✤リスク
訪問先に到着する前に触れた，車のハンドル・電車の券売機・お金・吊り革・エスカレーターの手すり・自分の髪の毛・目・鼻・携帯電話・訪問先のインターホンやドアノブなど。また，訪問先での手洗い後の共有タオル・手洗い後の十分に乾いていない手。

◉ポイント
汚染を訪問先に「持ち込まない」ことが重要です。訪問先では手洗い後にはペーパータオルを使用し，完全に乾かします。ペーパータオルは訪問先で用意していただくか，持参するようにしましょう。

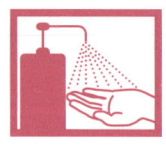 または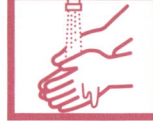

2つの手指衛生マーク

 石けんと流水による手洗いをする　　 擦式消毒用アルコール製剤による手指消毒をする

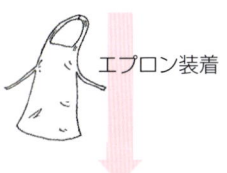

エプロン装着

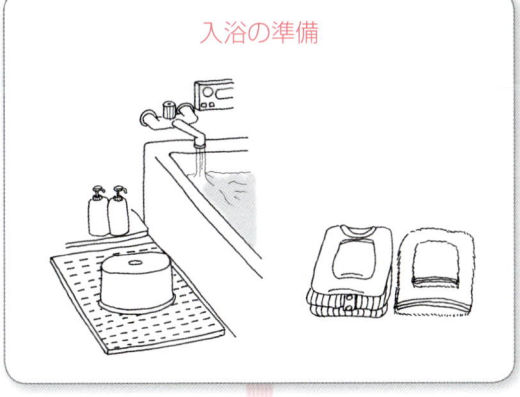

入浴の準備

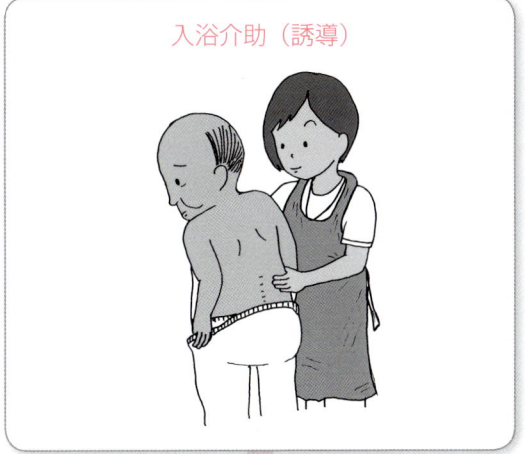

入浴介助（誘導）

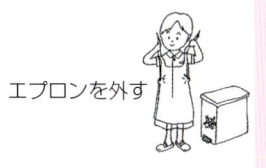 エプロンを外す　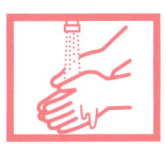

❖ **リスク**
入浴介助（誘導）中の環境表面。入浴中の湯。

◉ **ポイント**
風呂の湯の中には，利用者の体表面の垢や微生物が存在します。手指に付着するため， 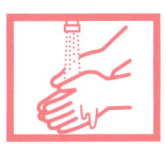 を実施します。手袋を装着した場合でも手指衛生の代わりにはなりません。

在宅における訪問看護▼シーン 1

27

シナリオで理解する！ 手指衛生トレーニング・2

在宅における訪問看護 ▼シーン 1

採血とインスリン注射の準備

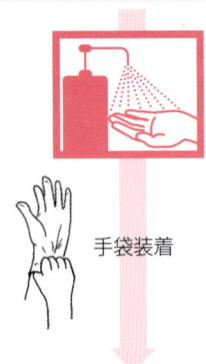
手袋装着

❖リスク
血糖値測定やインスリン注射の準備で付着した目に見えない汚れ。手の常在菌。

◉ポイント
血糖値測定やインスリン注射の準備の際に付着した目に見えない汚れに汚染された可能性があります。採血前とインスリン注射前、手袋装着前に手指消毒が必要です。また、在宅で使用する物品は清潔に管理しておくと手の汚染も少なくてすみます。

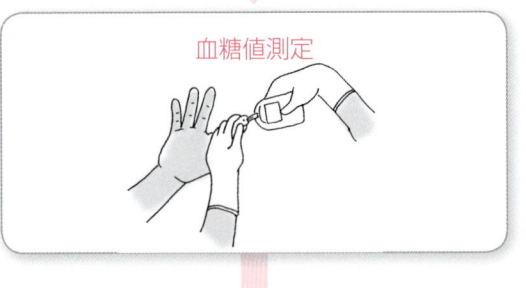
血糖値測定

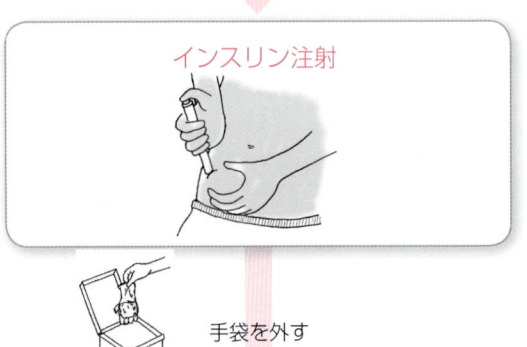
インスリン注射

◉ポイント
自己注射前には、利用者も手指衛生が必要です。

手袋を外す

❖リスク
後片づけ後の手指。

◉ポイント
後片づけの際に、汚染が付着した可能性があります。汚染（感染源）を訪問先から「持ち出さない」ことが重要です。

玄関を出る

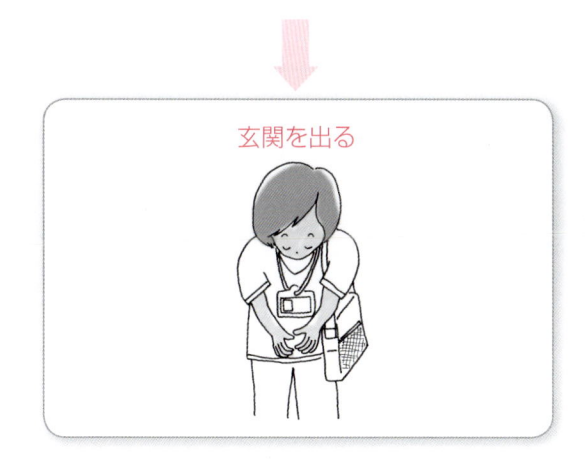

在宅における訪問看護 ▼ シーン 1

シナリオで理解する！ 手指衛生トレーニング・2

在宅における訪問看護　SCENE 2

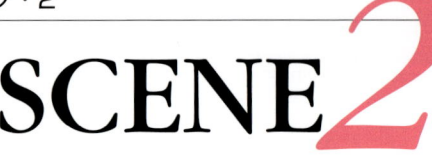

痰や便は湿性生体物質です！

痰や便で汚染を広げやすいケアがつづきます。利用者Aさん・ケア提供者自身を，汚染から守りましょう。

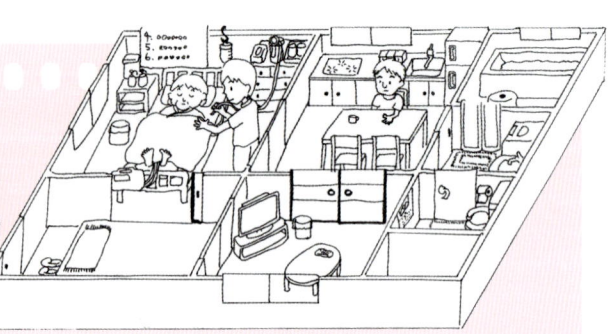

■ 患者プロフィール

● 78歳，女性　●息子と2人暮らし　●寝たきり　●下肢動かず（自動運動不可）
● 気管カニューレ　●胃瘻

ケア内容

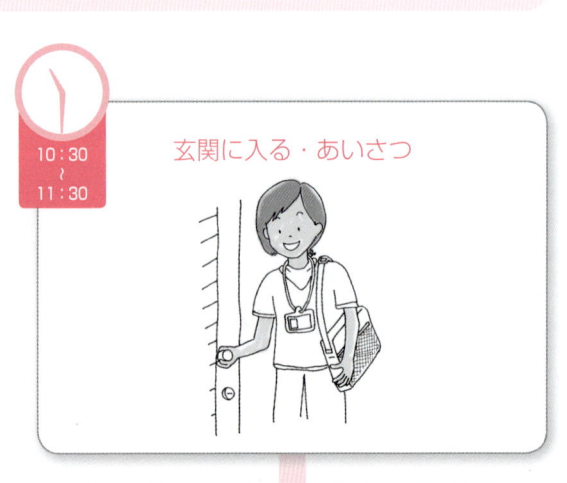

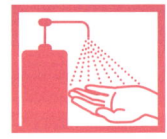

バイタルサイン測定
↓
吸引
↓
Yガーゼ交換（頸部清拭）
↓
カフ圧確認
↓
おむつ交換
↓
更衣

10:30〜11:30　玄関に入る・あいさつ

または

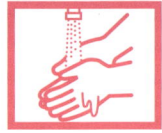

☞「リスクとポイント」は，26ページを参照ください。

2つの手指衛生マーク

- 石けんと流水による手洗いをする
- 擦式消毒用アルコール製剤による手指消毒をする

ヘルパーさんから情報収集

↓

バイタルサイン測定

↓

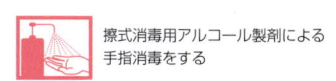

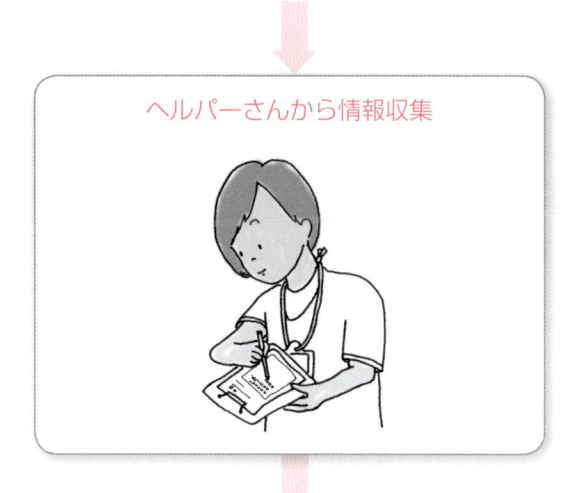

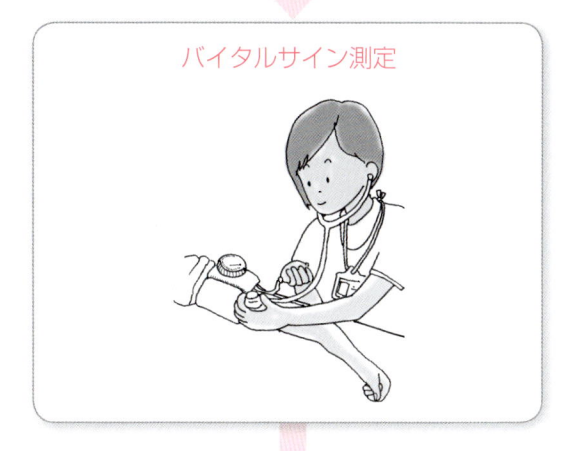

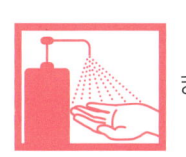

または

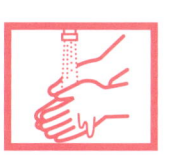

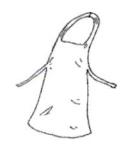

エプロン・(マスク・ゴーグル) 手袋装着

↓

❖リスク
バイタルサイン測定時の利用者および環境周囲・用具からの汚染。

◉ポイント
バイタルサイン測定後であり吸引前の手指衛生です。利用者・環境周囲・用具からの汚染の可能性があります。さらに吸引はケア提供者が湿性生体物質に曝露されるリスクがあるので、防護具を装着しましょう。

在宅における訪問看護▼シーン2

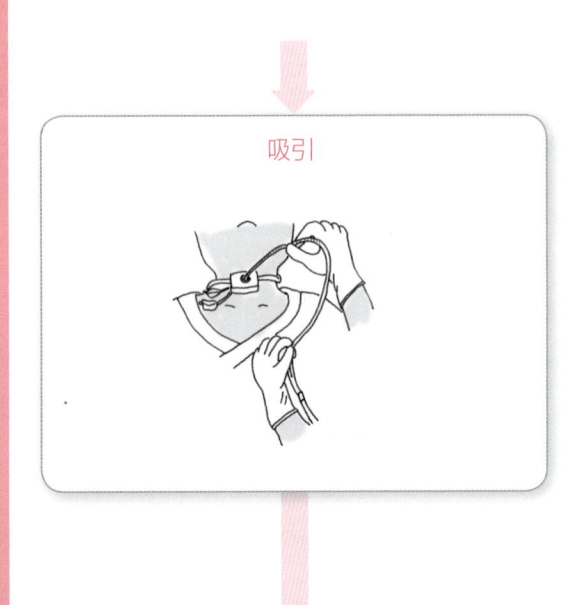

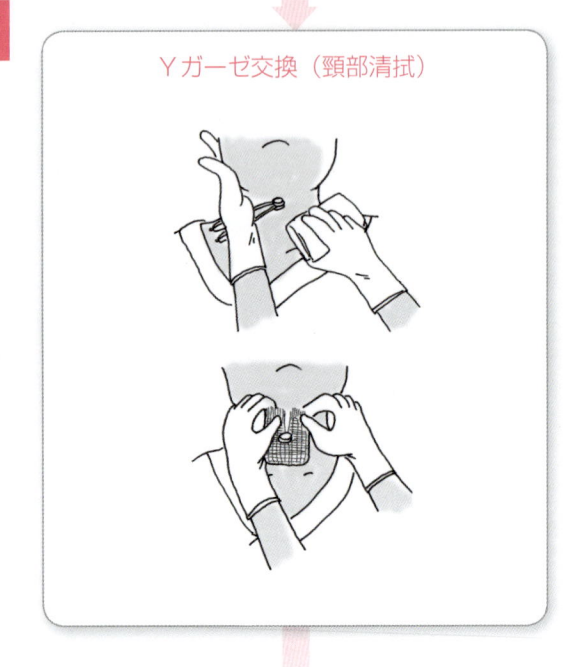

シナリオで理解する！　手指衛生トレーニング・2

在宅における訪問看護▼シーン2

吸引

Ｙガーゼ交換（頸部清拭）

カフ圧確認

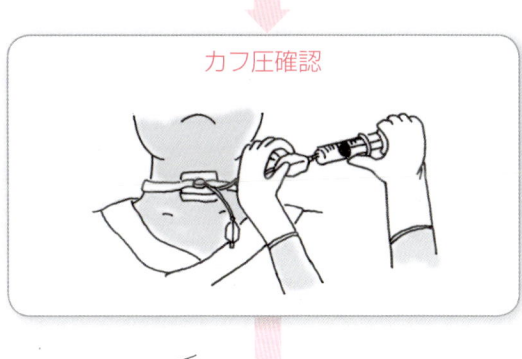

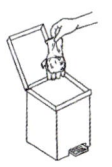

手袋を外す

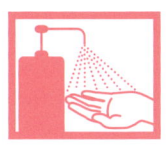

または

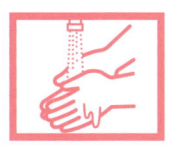

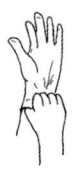

手袋装着

グリセリン浣腸→おむつ交換

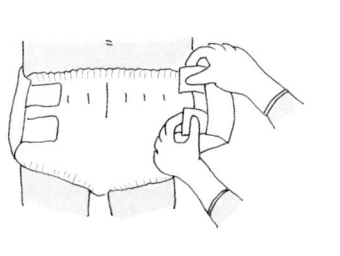

❖ リスク
鼻腔・口腔・気管内の細菌，Yガーゼや気管カニューレに付着している汚染や微生物。

◉ ポイント
同じ利用者へのケアでも別の部位のケアに移るときは「汚染を断ち切るために」手指衛生をします。「吸引」「Yガーゼ交換」「カフ圧確認」は同一部位のケアと考えることができ，ケアごとの手指衛生は不要です。

☞「おむつ交換の手順」は，
109〜118ページを参照ください。

在宅における訪問看護 ▼ シーン 2

シナリオで理解する！ 手指衛生トレーニング・2

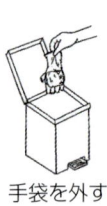

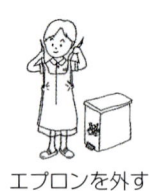

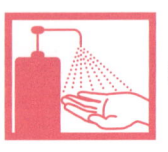

手袋を外す　　エプロンを外す

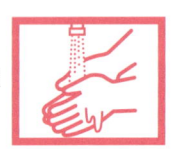

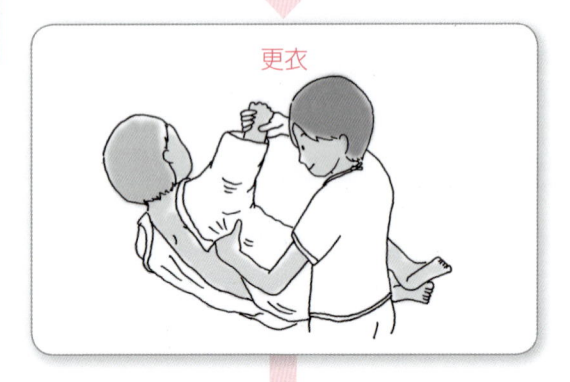

または

❖ リスク
便・垢・汗・外陰部・肛門部周囲の微生物。

◉ ポイント
おむつ交換は利用者周囲への汚染拡大のリスクが最も大きいケアです。ケアの際に装着する手袋は「手指衛生の代わりにはなりません」。手袋の内側・外側に汚染の可能性があります。排便介助の前後も手指衛生が必須です。

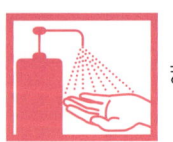

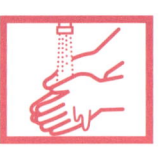

更衣

または

❖ リスク
利用者周囲の汚染や微生物。

◉ ポイント
利用者周囲の汚染から自分を守りましょう。ケア終了時には手に目に見える汚染がなくても手指衛生は必要です。

玄関を出る

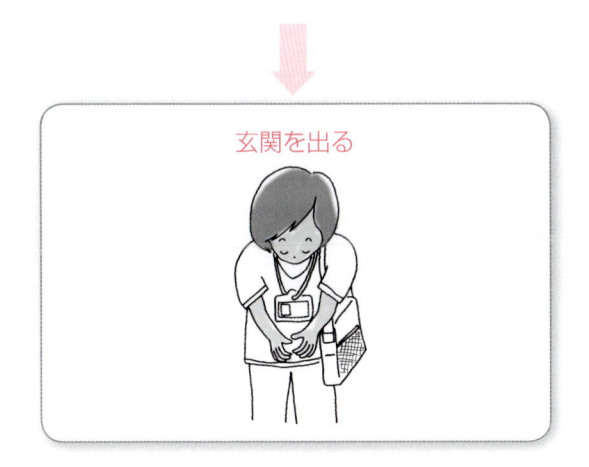

在宅における訪問看護 ▼ シーン 2

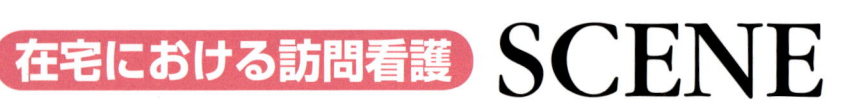

シナリオで理解する！ 手指衛生トレーニング・2

在宅における訪問看護　SCENE 3

「清潔」→「汚染」→「清潔」の順です

経管栄養の準備が終わったところで気管内吸引が必要となりました。予定外のケア順になっても冷静に。確実に。

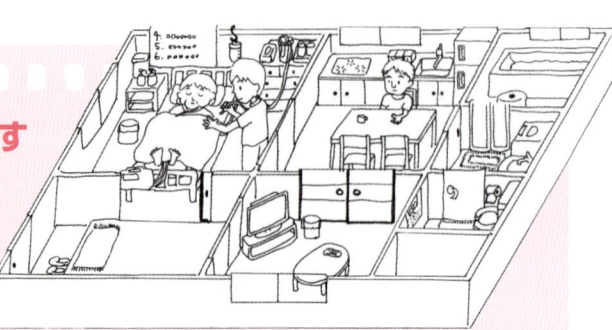

■ 患者プロフィール　「SCENE 2」と同じ

- 78歳，女性
- 息子と2人暮らし
- 寝たきり
- 下肢動かず（自動運動不可）
- 気管カニューレ
- 胃瘻

ケア内容

経管栄養の準備
↓
吸引
↓
経管栄養（注入）
↓
後片づけ

玄関に入る・あいさつ

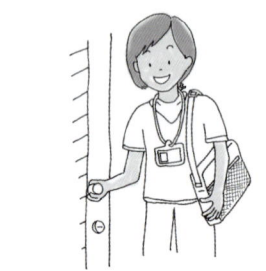

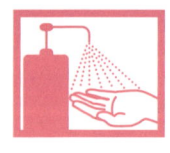

または

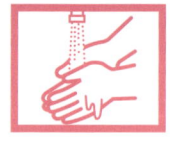

☞「リスクとポイント」は，26ページを参照ください。

2つの手指衛生マーク

- 石けんと流水による手洗いをする
- 擦式消毒用アルコール製剤による手指消毒をする

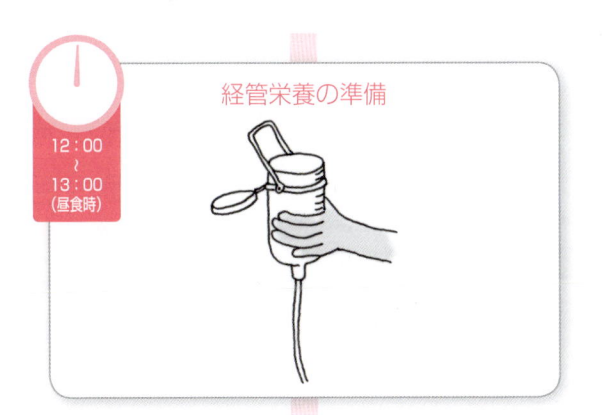

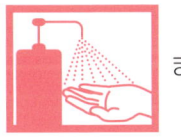

12:00～13:00（昼食時）

経管栄養の準備

または

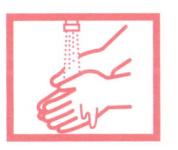

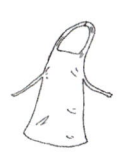

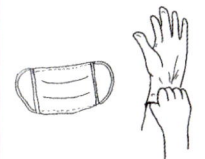

エプロン・マスク（ゴーグル）・手袋装着

❖ **リスク**
台所（流し）の水道栓・経管栄養容器・調理器具・薬包・濡れた手。

◉ **ポイント**
台所の環境や物品の汚染を利用者の気管に運んでしまう可能性があります。準備の際の手指汚染を除去します。吸引はケア提供者が湿性生体物質に曝露されるリスクがあるので，防護具を装着しましょう。

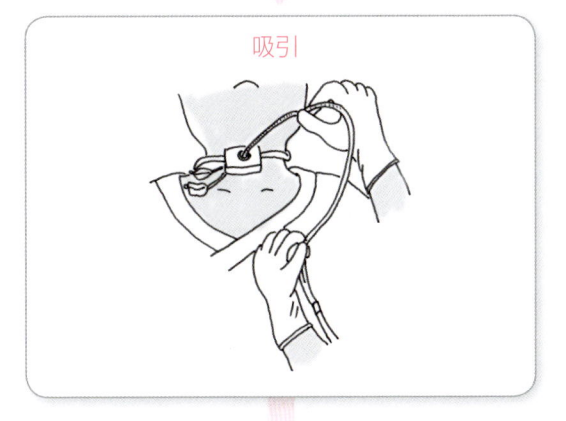

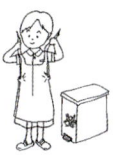

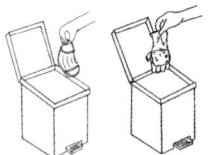

吸引

手袋・エプロン・マスク（ゴーグル）を外す

❖ **リスク**
鼻腔・口腔・気管内の細菌，Yガーゼや気管カニューレに付着している汚染物や微生物。

◉ **ポイント**
利用者の食事や必要物品を吸引時の汚染から守りましょう。

在宅における訪問看護▼シーン 3

シナリオで理解する！ 手指衛生トレーニング・2

在宅における訪問看護▶シーン 3

または

経管栄養の注入
↓

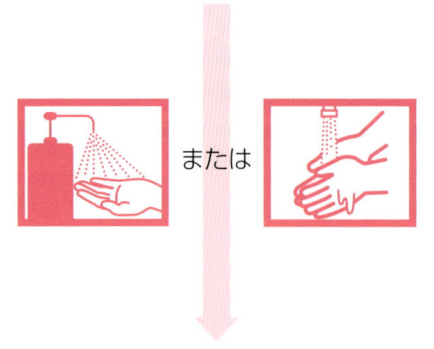

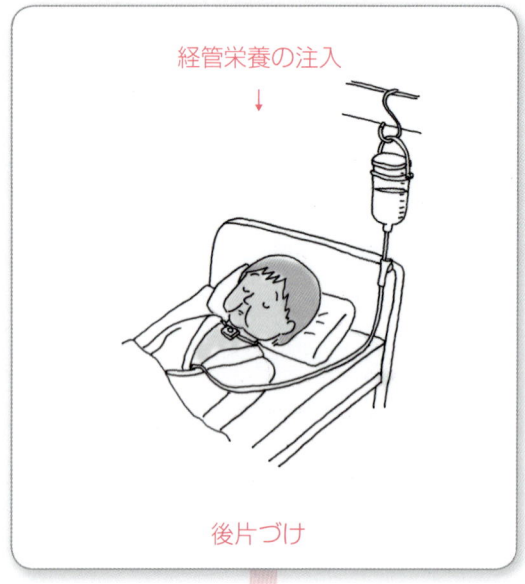

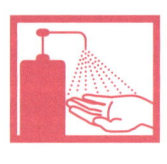

後片づけ

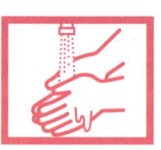

または

✣ **リスク**
後片づけ後の手指。

⦿ **ポイント**
後片づけの際に，汚染が付着した可能性があります。汚染（感染源）を訪問先から「持ち出さない」ことが重要です。

玄関を出る

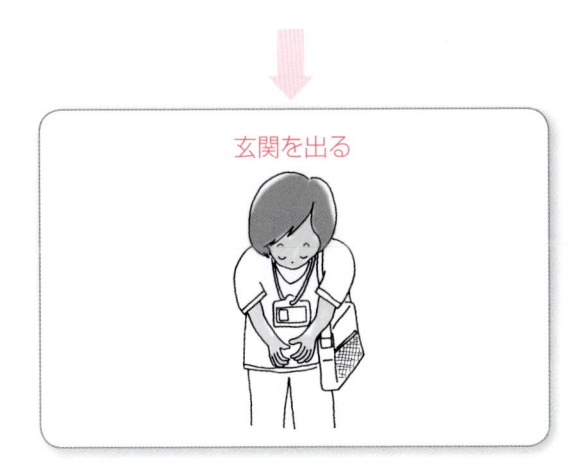

シナリオで理解する！ 手指衛生トレーニング・2

在宅における訪問看護 SCENE 4

「標準予防策」と「飛沫予防策」の実施です

- 可能な限り，処置は「清潔から汚染へ」
- HCV陽性は「標準予防策」
- インフルエンザは「飛沫予防策」

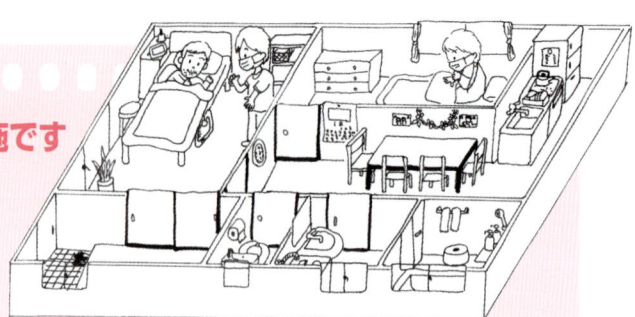

■ 患者プロフィール

- 45歳，男性　●脊髄損傷　●全介助　●HCV陽性　●採血の指示あり（体温37.5℃，咳が出る）
- 同居家族（妻）がインフルエンザに罹患している。マスク装着中

ケア内容

バイタルサイン測定
↓
採血
↓
尿道留置カテーテル交換
↓
褥瘡処置
↓
保健指導

マスク装着

11:00　玄関に入る・あいさつ

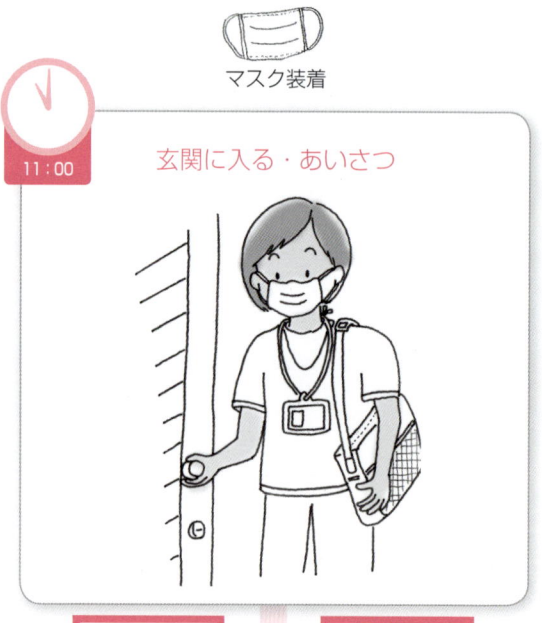

または

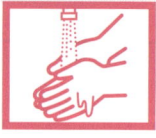

☞「リスクとポイント」は，26ページを参照ください。

✤ リスク

妻がインフルエンザに罹患。夫（利用者）は熱があり，咳が出る。

◉ ポイント

マスクと手指衛生で，飛沫感染からケア提供者を守りましょう。また，夫（利用者）にもマスク装着を指導しましょう。

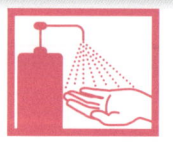

2つの手指衛生マーク

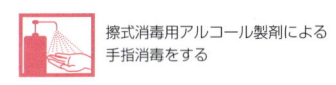

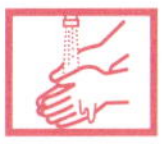

| 石けんと流水による手洗いをする | 擦式消毒用アルコール製剤による手指消毒をする |

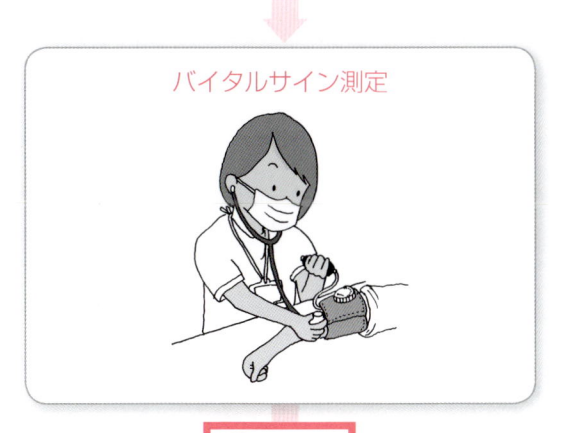

バイタルサイン測定

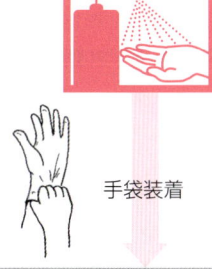

手袋装着

採血

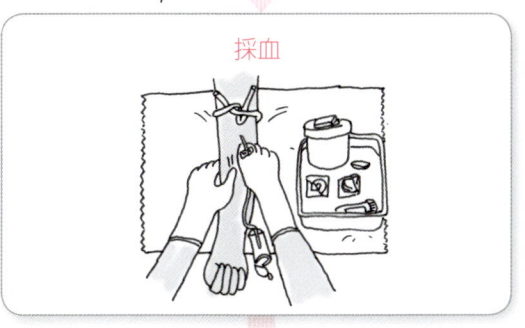

尿道留置カテーテル抜去

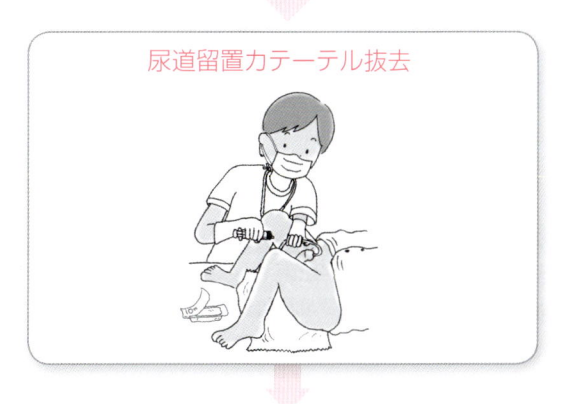

❖リスク
利用者および環境周囲に付着している微生物。

◉ポイント
採血は無菌操作で実施します。したがって採血前は手指消毒をします。アルコール綿・刺入部・針の汚染から無菌操作が途切れてしまい（破断），利用者の皮下や血管内に微生物を侵入させる可能性があります。また，採血時はHCVや他の感染症が陽性の場合はもちろん，陰性であっても手袋を装着します。標準予防策で対応します。「尿道留置カテーテル交換」「褥瘡処置」のケアのためエプロンをしてもかまいません。

☞「採血の手順」については，104～106ページを参照ください。

在宅における訪問看護▼シーン4

シナリオで理解する！　手指衛生トレーニング・2

手袋を外す

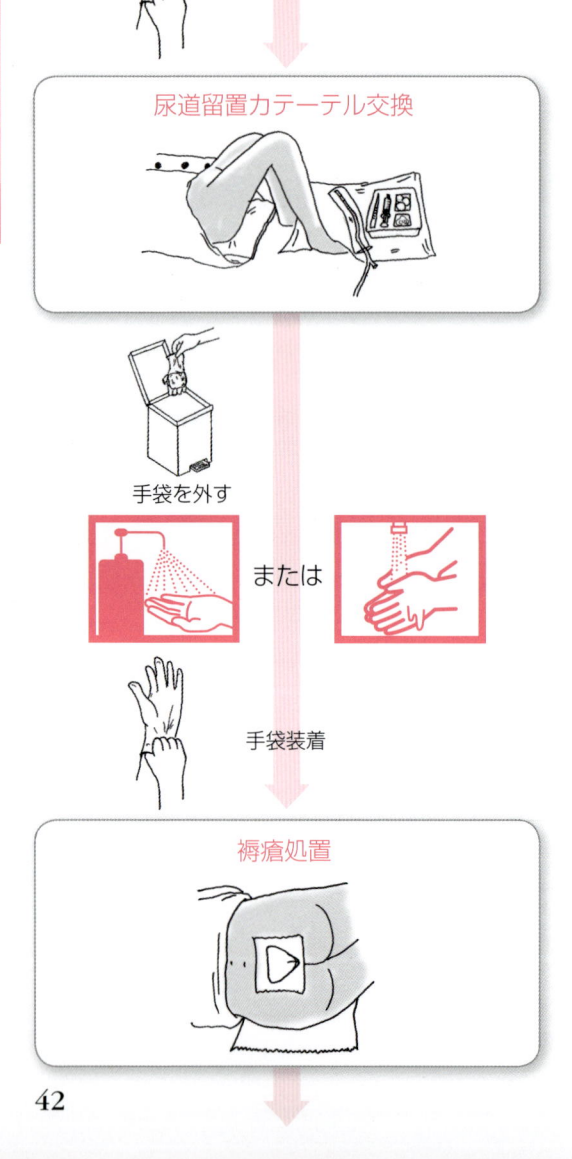

滅菌手袋装着

尿道留置カテーテル交換

手袋を外す

または

手袋装着

褥瘡処置

❖ **リスク**
採血や尿道留置カテーテル抜去時，手袋の中で手に付着している微生物が増殖。手袋にピンホールがある可能性。尿道留置カテーテル抜去時に手袋に付着した外陰部の汚染やカテーテルの汚染。

◉ **ポイント**
尿道留置カテーテル挿入時の滅菌手袋装着前の手指消毒です。侵襲的処置です。尿路感染を予防します。ケアの際に装着する手袋は「手指衛生の代わりにはなりません」。手袋の内側・外側に汚染の可能性があります。

❖ **リスク**
外陰部に付着している汚染や微生物。

◉ **ポイント**
汚染を除去してから次の処置に進みましょう。褥瘡部へ手指を媒介とする感染を防ぎます。

在宅における訪問看護 ▼ シーン 4

手袋を外す

または

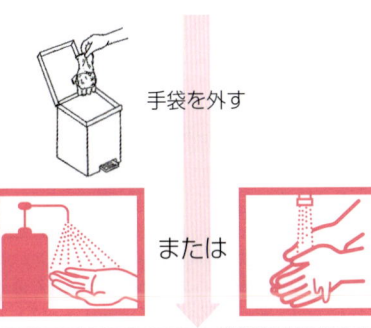

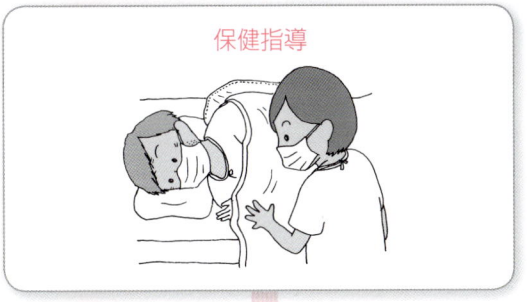

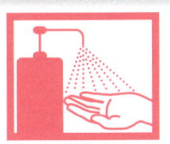

保健指導

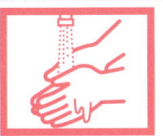

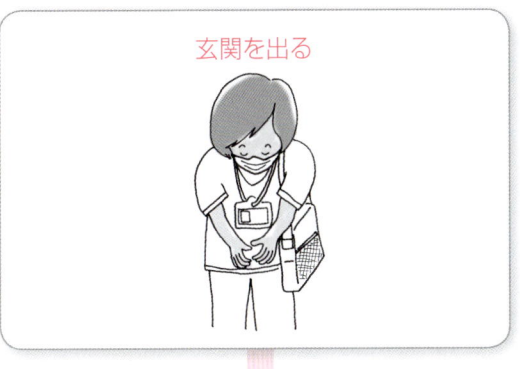

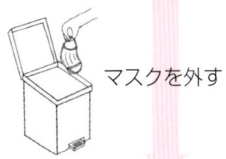

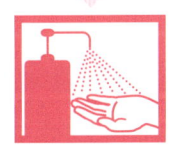

または

玄関を出る

マスクを外す

◉ポイント
妻がインフルエンザに罹患しています。夫（利用者）が咳をしています。1m以内でかかわるときは，感染させない，感染を受けないためにマスクをしましょう。

✤リスク
後片づけ後の手指。

◉ポイント
後片づけの際に，汚染が付着した可能性があります。汚染（感染源）を訪問先から「持ち出さない」ことが重要です。

在宅における訪問看護▼シーン 4

シナリオで理解する！ 手指衛生トレーニング・2

在宅における訪問看護 SCENE 5

「透析患者・HBV陽性」は標準予防策

透析患者は易感染状態です。標準予防策で対応しましょう。また，HBV（B型肝炎ウイルス）陽性も，標準予防策を遵守しましょう。

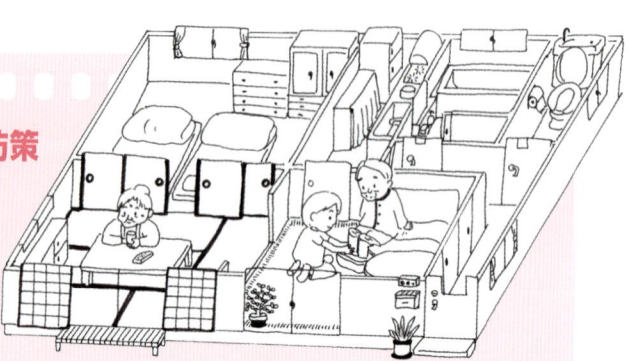

■ 患者プロフィール

●76歳，男性　●原疾患：糖尿病。外来維持透析中　●下肢に閉塞性動脈硬化症（ASO）による壊疽の徴候（皮膚の乾燥があり，保湿剤を使用している。皮膚の損傷はない）　●HBV陽性

ケア内容

バイタルサイン測定
↓
内シャント音・スリルの観察
↓
血糖値測定
↓
フットケア
↓
生活管理指導

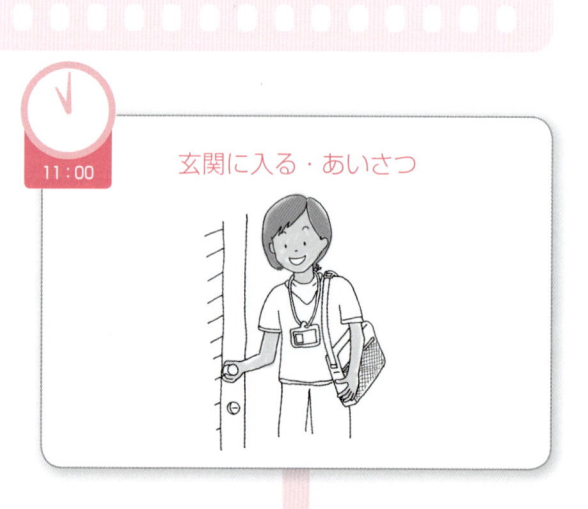

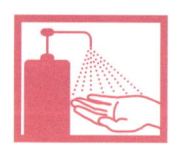

11:00　玄関に入る・あいさつ

または

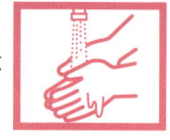

☞「リスクとポイント」は，26ページを参照ください。

2つの手指衛生マーク

- 石けんと流水による手洗いをする
- 擦式消毒用アルコール製剤による手指消毒をする

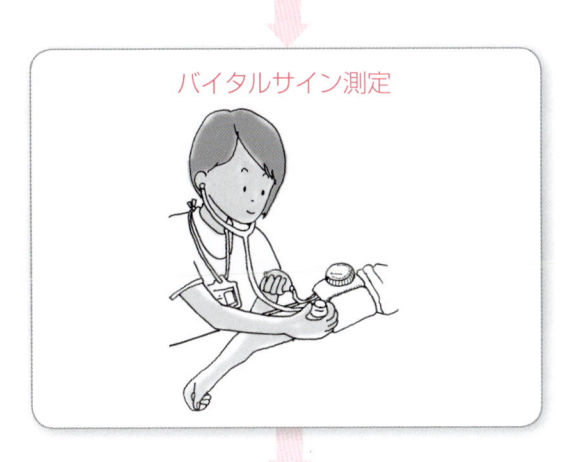

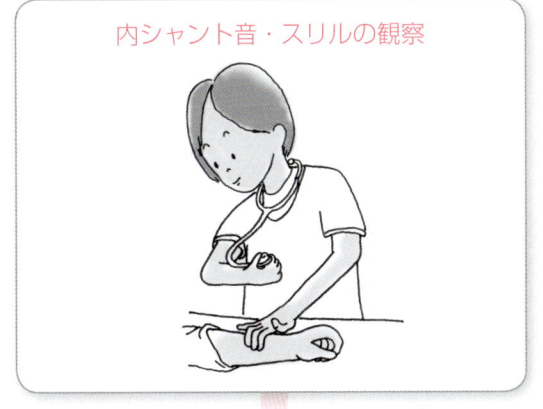

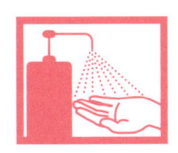

バイタルサイン測定

内シャント音・スリルの観察

手袋装着

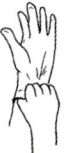

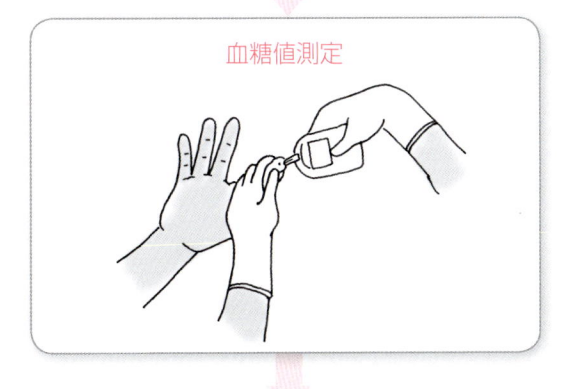

血糖値測定

在宅における訪問看護▼シーン 5

45

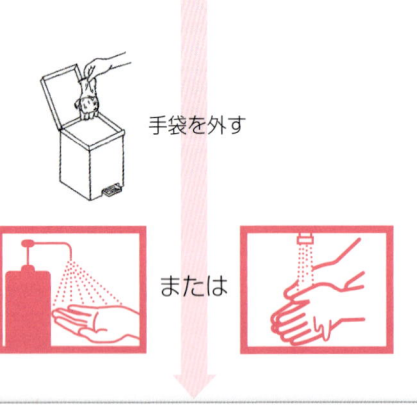

シナリオで理解する！　手指衛生トレーニング・2

手袋を外す

または

フットケア準備

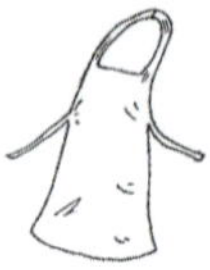

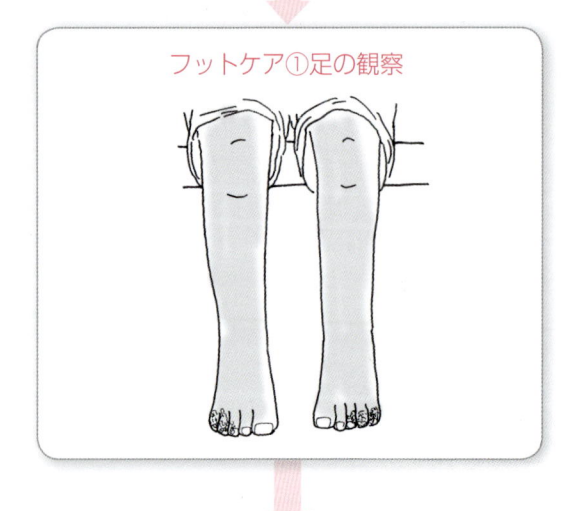

❖ **リスク**
対象者の皮膚からの汚染や血液。手袋のピンホール。

◉ **ポイント**
ケア提供者を感染から守るため，血糖値測定後は手指衛生を行います。

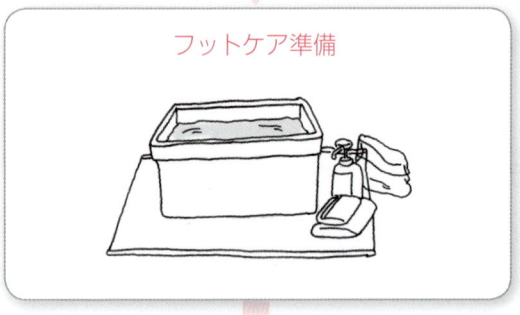

ビニールエプロン装着

フットケア①足の観察

フットケア②足浴

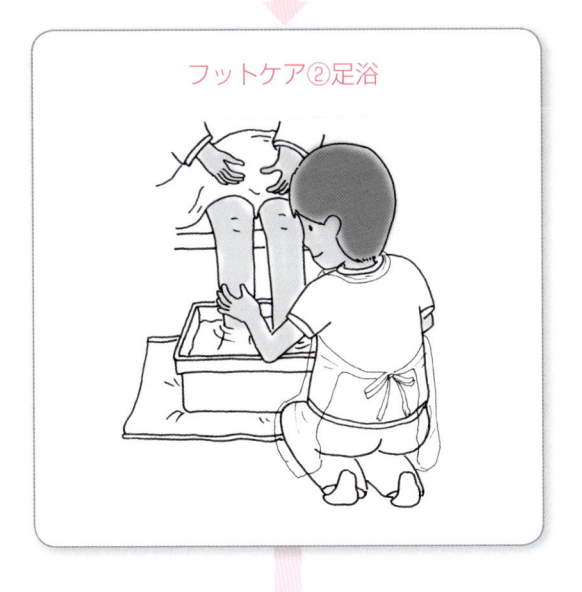

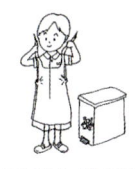

エプロンを外す

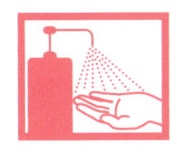

または

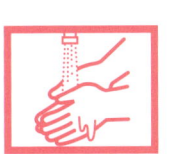

✣ リスク
足浴後のお湯の汚れ（垢・皮膚の落屑・足の微生物）。

◉ ポイント
ここで手指衛生を実施しないと次に触れるもの（保湿剤など）を汚染します。

在宅における訪問看護 ▼ シーン 5

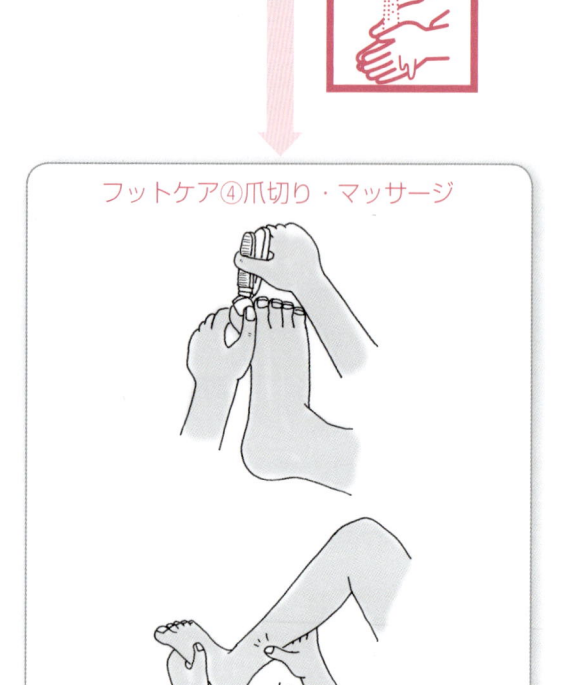

シナリオで理解する！ 手指衛生トレーニング・2

フットケア③軟膏塗布

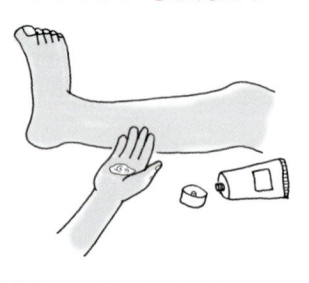

注意 手袋をして保湿剤を塗布する場合には，手袋を外した後に〔図〕または〔図〕の手指衛生をします。

❖ **リスク**
後片づけ後の手指。

◉ **ポイント**
後片づけの際に，汚染が付着した可能性があります。

フットケア④爪切り・マッサージ

生活管理指導

または

玄関を出る

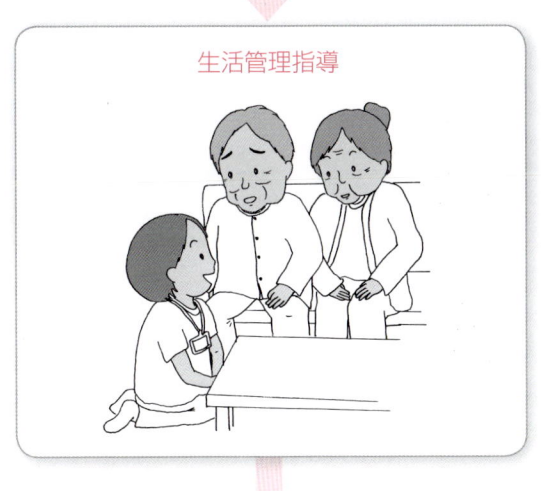

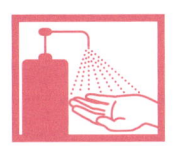

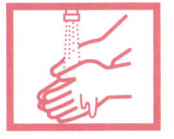

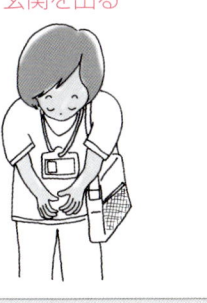

❖リスク
後片づけ後の手指。

◉ポイント
後片づけの際に，汚染が付着した可能性があります。汚染（感染源）を訪問先から「持ち出さない」ことが重要です。

在宅における訪問看護▼シーン 5

シナリオで理解する！ 手指衛生トレーニング・2

在宅における訪問看護 SCENE 6

透析患者は易感染状態！

在宅で透析治療中（CAPD；腹膜透析）です。清潔な環境での清潔操作・十分な手指衛生が重要です。

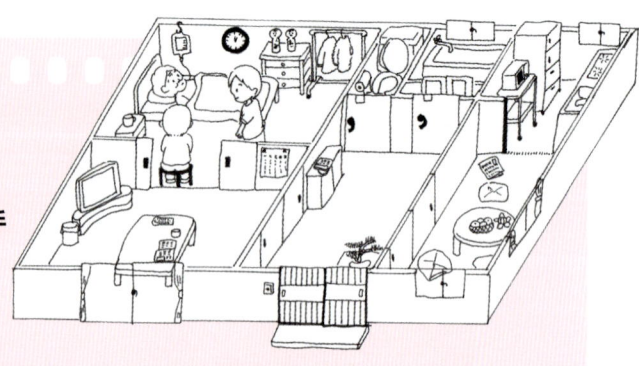

■ 患者プロフィール

- 85歳，女性
- 在宅にてCAPD（腹膜透析）中（ツインバッグシステム）

11:00

玄関に入る・あいさつ

ケア内容

バイタルサイン測定
↓
カテーテル出口部の観察
↓
CAPDの廃液
↓
CAPDの注液
↓
入浴介助
↓
バイタルサインチェック
↓
保健指導

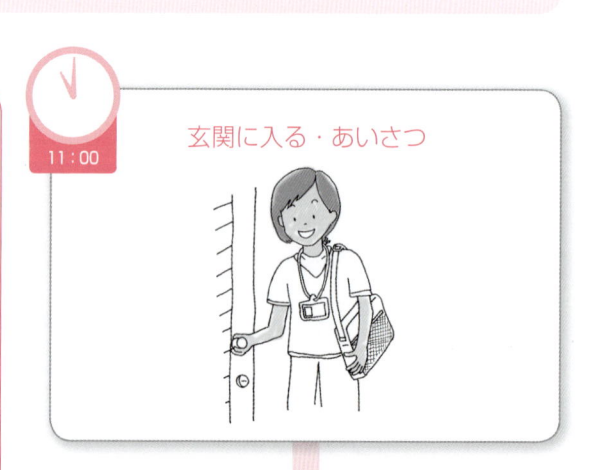

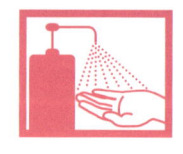

または

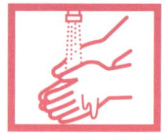

☞「リスクとポイント」は，26ページを参照ください。

2つの手指衛生マーク

| 石けんと流水による手洗いをする | 擦式消毒用アルコール製剤による手指消毒をする |

バイタルサイン測定

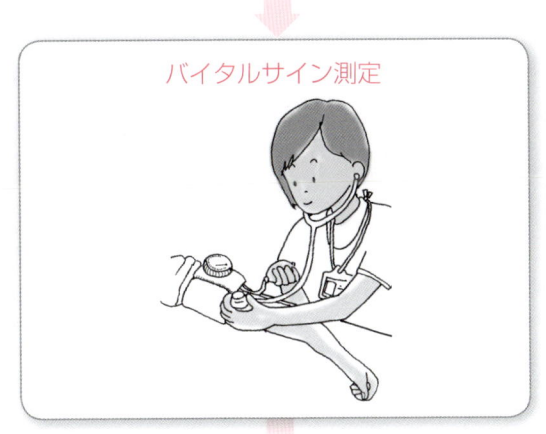

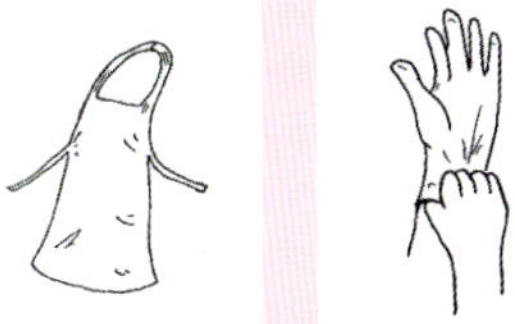

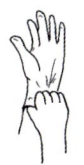

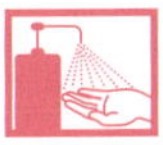

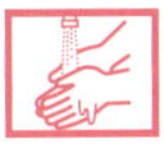

ビニールエプロン・手袋装着
(マスク・ゴーグルもあるとよい)

カテーテル出口部の観察
↓
CAPD排液

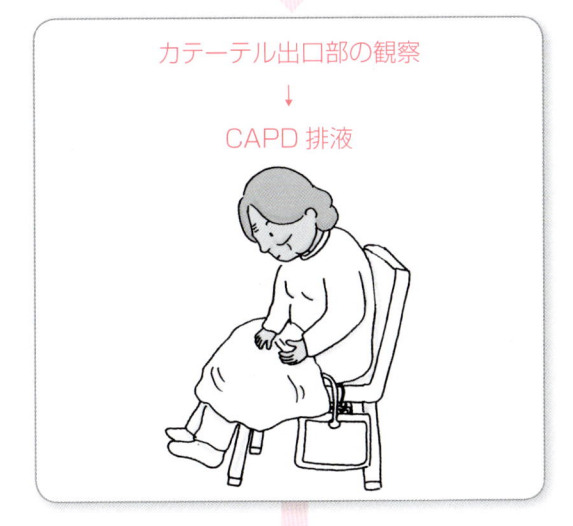

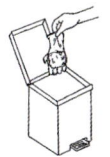

手袋を外す

在宅における訪問看護▼シーン6

シナリオで理解する！　手指衛生トレーニング・2

またはCAPD 注液

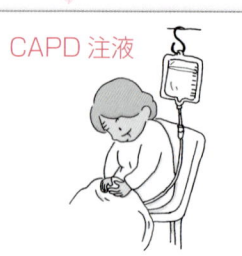

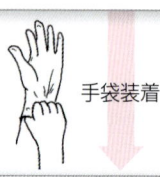

手袋装着

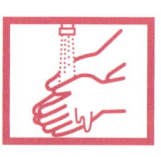

排液処理

注意 排液処理については，かかりつけの病院の指導に従って実施してください。

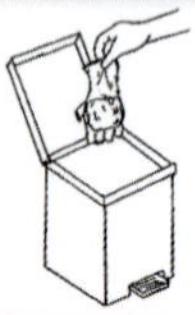

手袋を外す

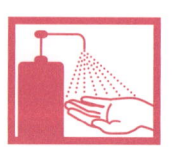

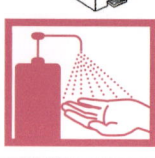

または

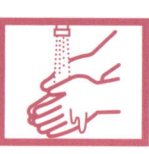

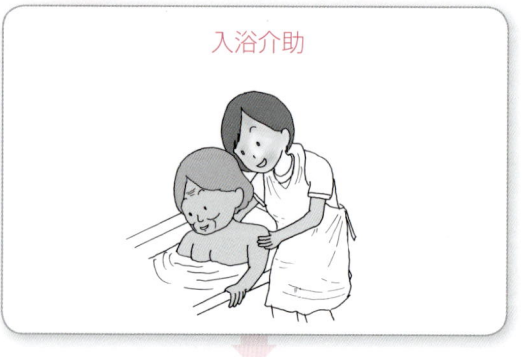

入浴介助

✤ **リスク**
排液処理の後のカテーテルや透析バッグ。

◉ **ポイント**
排液や注液の際は，清潔な環境と十分な手指衛生を実施することが重要です。

在宅における訪問看護▼シーン 6

エプロンを外す

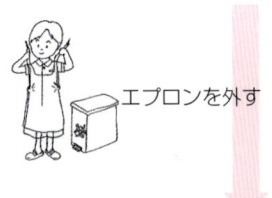

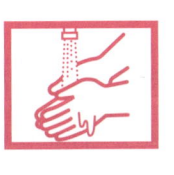

バイタルサインチェック

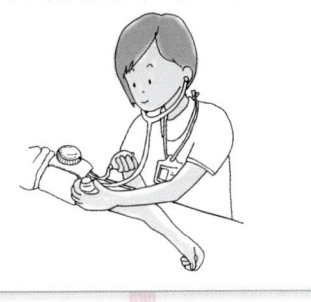

保健指導

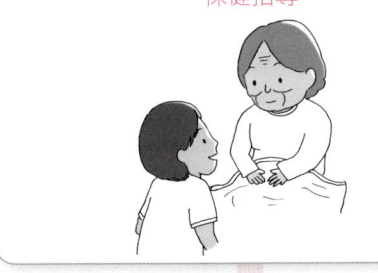

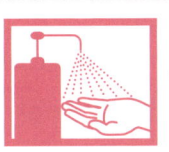

または

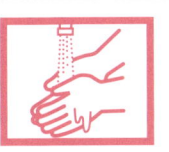

玄関を出る

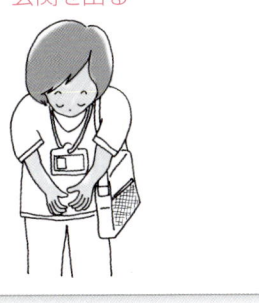

✣ **リスク**
お風呂の環境表面。入浴中のお湯の中には利用者の体表面の垢や微生物が存在します。

◉ **ポイント**
で汚染を除去します。

✣ **リスク**
後片づけ後の手指。

◉ **ポイント**
後片づけの際に，汚染が付着した可能性があります。汚染（感染源）を訪問先から「持ち出さない」ことが重要です。

在宅における訪問看護 ▼ シーン 6

53

シナリオで理解する！　手指衛生トレーニング・2

在宅における訪問看護　SCENE 7

ケア順は，「清潔」→「汚染」→「清潔」で

「清潔」→手指衛生→「汚染」→手指衛生→「清潔」。手指衛生は，感染経路を断ち切るために実施します。

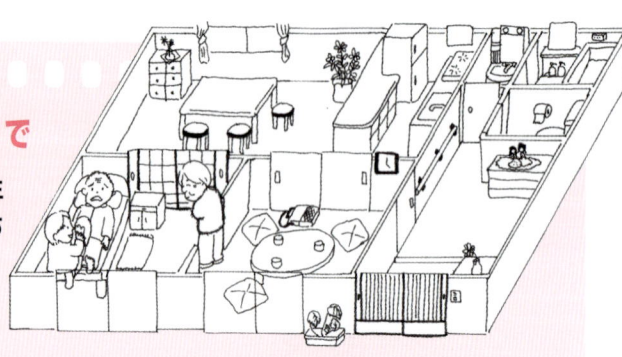

■ 患者プロフィール

- 78歳，男性　●維持透析中（透析歴30年）
- 閉塞性動脈硬化症（ASO）　●下肢に潰瘍あり　●既往歴：脳梗塞で右片麻痺

ケア内容

バイタルサイン測定
↓
内シャント音・スリルの観察
↓
潰瘍部創処置
↓
リハビリ（ROM）訓練
↓
保健指導

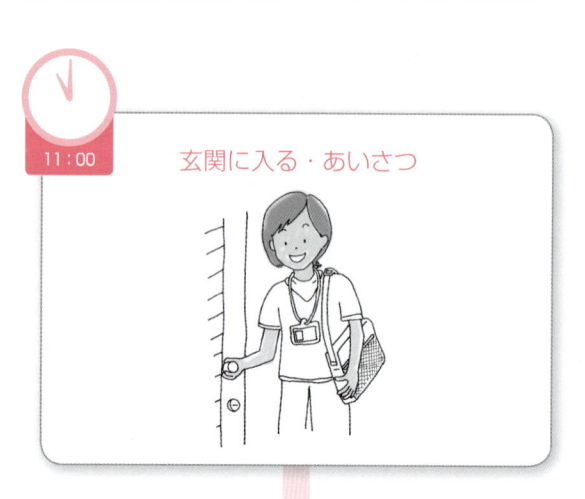

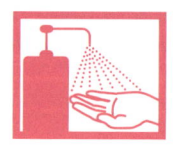

11:00　玄関に入る・あいさつ

または

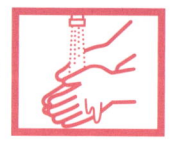

☞「リスクとポイント」は，26ページを参照ください。

2つの手指衛生マーク

石けんと流水による手洗いをする　　擦式消毒用アルコール製剤による手指消毒をする

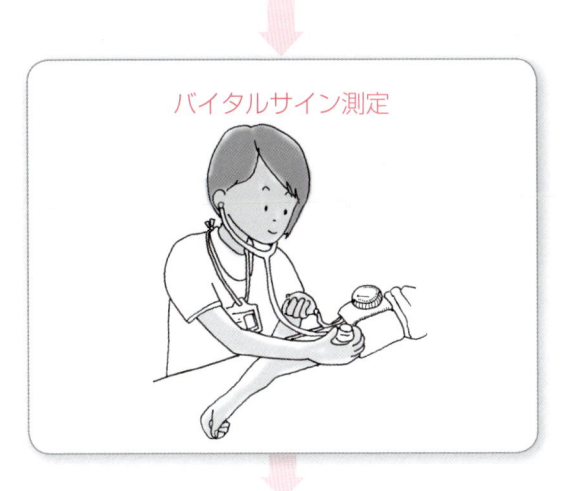

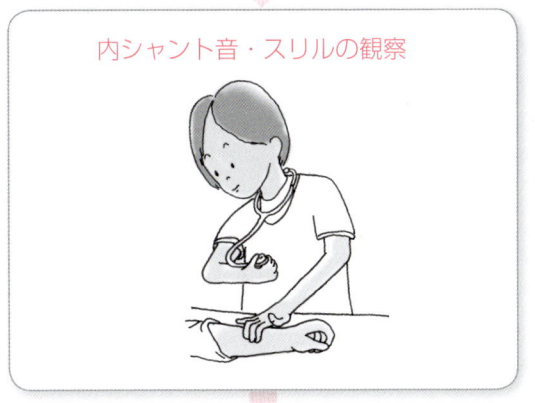

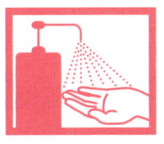

バイタルサイン測定

内シャント音・スリルの観察

または

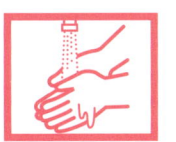

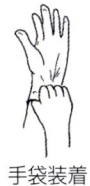

手袋装着

❖ リスク
ケア提供者の手の常在菌。前ケアのバイタルサイン測定時，内シャント音・スリル観察時に触れた利用者の皮膚・物品の汚染・微生物。

◎ ポイント
次のケアは創部処置のため，ケア提供者の手指に付着した汚染や微生物を創部に持ち運ばないように手指衛生を行います。

在宅における訪問看護▼シーン7

シナリオで理解する！ 手指衛生トレーニング・2

創処置

手袋を外す

または

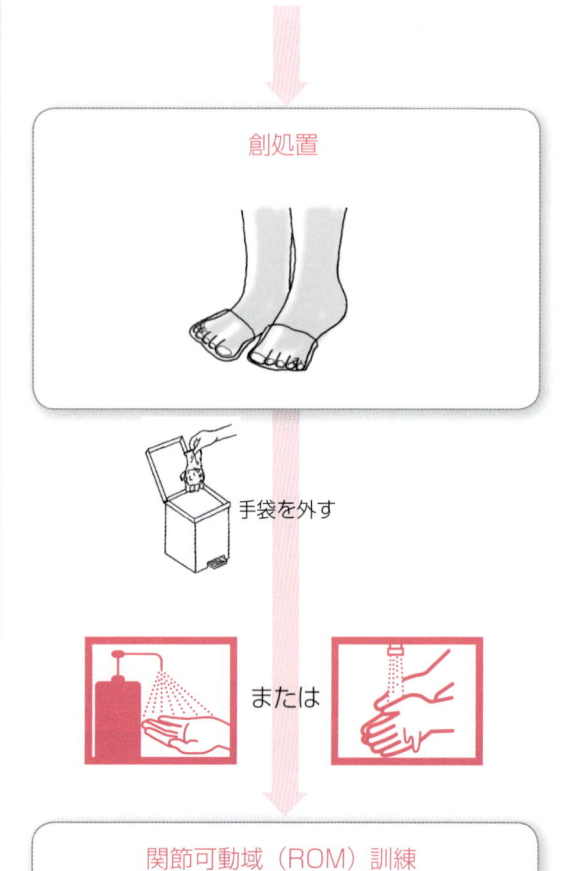

関節可動域（ROM）訓練

✣ **リスク**
創部（血液・滲出液）処置で，手に付着した汚染や微生物。手袋のピンホール。

◉ **ポイント**
この後はリハビリテーションです。前処置の汚染が拡大しないように手指衛生を行います。

保健指導

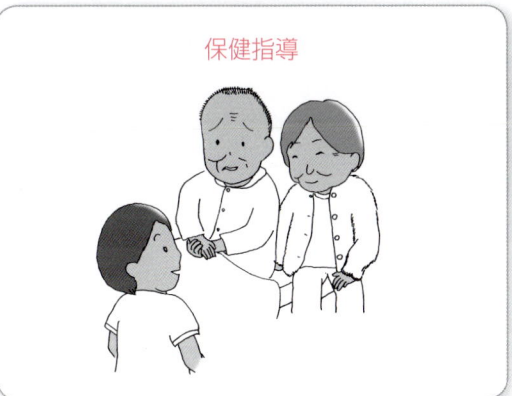

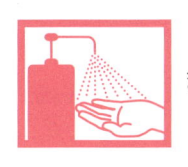

または

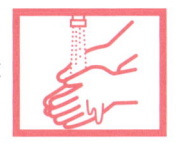

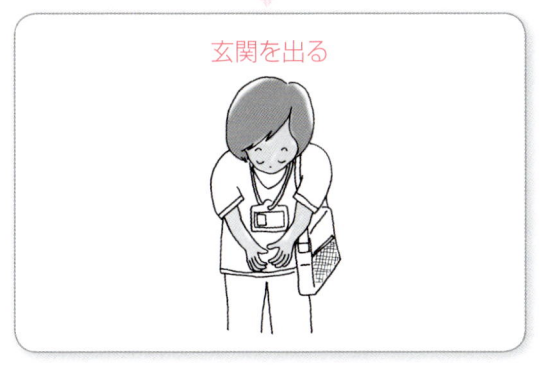

玄関を出る

❖ リスク
後片づけ後の手指。

⦿ ポイント
後片づけの際に，汚染が付着した可能性があります。汚染（感染源）を訪問先から「持ち出さない」ことが重要です。

在宅における訪問看護 ▼ シーン 7

シナリオで理解する！　手指衛生トレーニング・2

在宅における訪問看護　SCENE 8

大人も新生児も便も尿も「湿性生体物質」です

大人でも新生児でも「便や尿」は「湿性生体物質」に変わりありません。湿性生体物質は「標準予防策」で対応します。

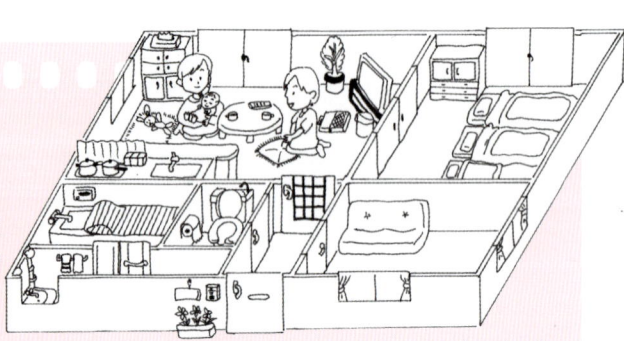

■ 患者プロフィール

● 新生児（生後21日目）　● 経過上，問題なし

ケア内容

新生児観察
↓
計測
↓
おむつ交換
↓
保健指導

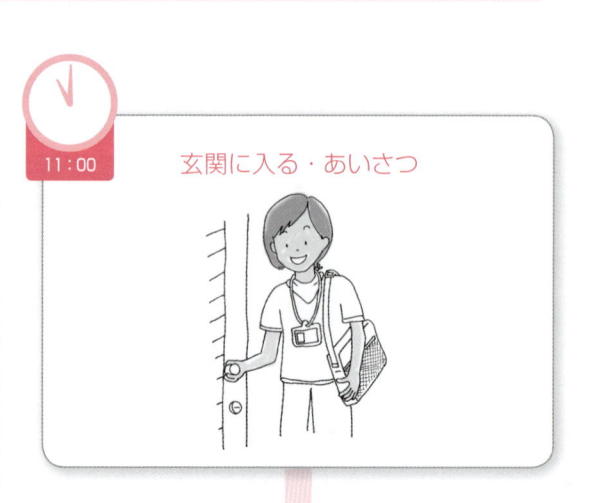

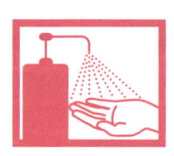

11：00　玄関に入る・あいさつ

または

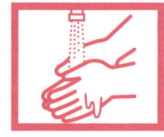

☞「リスクとポイント」は，26ページを参照ください。

2つの手指衛生マーク

- 石けんと流水による手洗いをする
- 擦式消毒用アルコール製剤による手指消毒をする

在宅における訪問看護 ▼ シーン 8

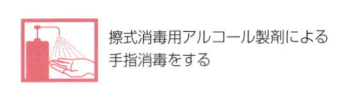

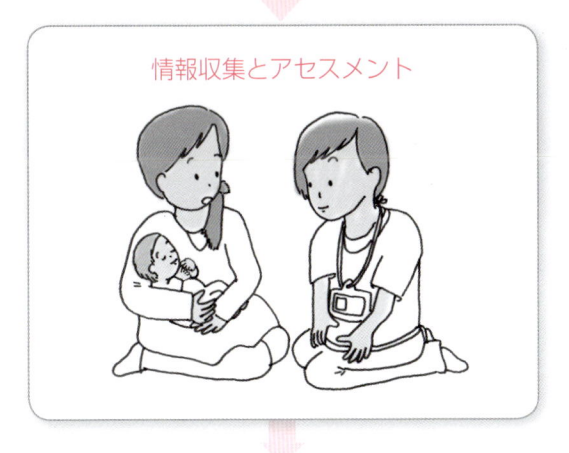

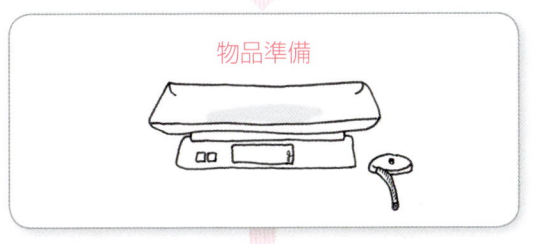

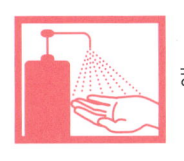

情報収集とアセスメント

物品準備

または

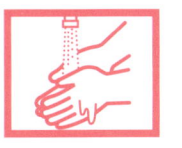

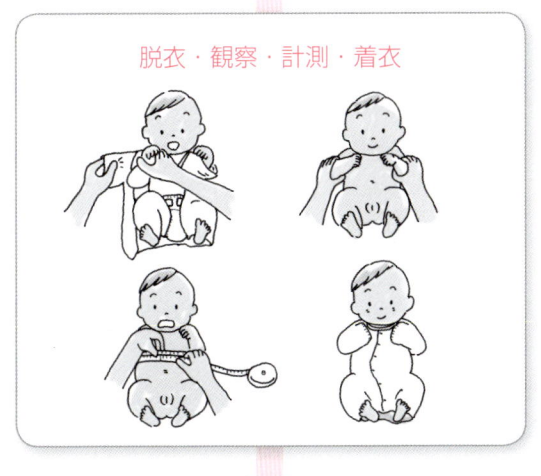

脱衣・観察・計測・着衣

❖ リスク
訪問先の環境表面や持参した必要物品表面の汚染。

◉ ポイント
新生児を感染から守りましょう。情報収集や物品準備まで（ケア前まで）のプロセスで，手に微生物が付着している可能性があります。手を介して汚染を利用者に持ち込まないために手指衛生を行います。

シナリオで理解する！ 手指衛生トレーニング・2

手袋装着

↓

おむつ交換

↓

手袋を外す

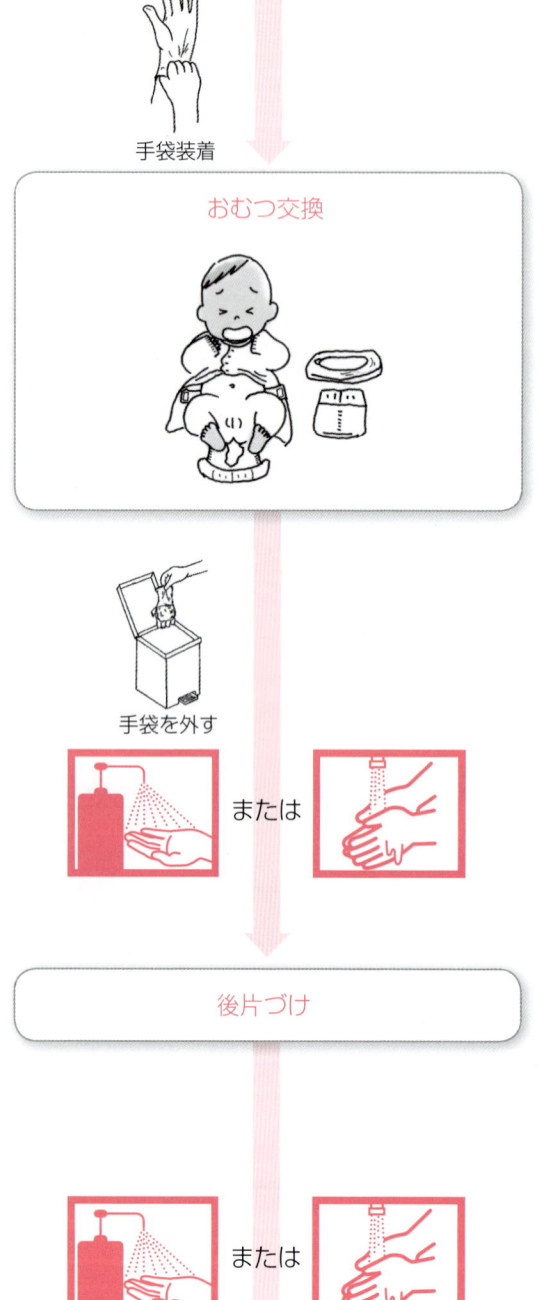

または

リスク
便・垢・汗・外陰部・肛門部周囲の微生物。

ポイント
ケア提供者（自分自身）を感染から守りましょう。おむつ交換は新生児・周囲への汚染拡大のリスクが最も大きいケアです。ケアの際に装着する手袋は「手指衛生の代わりにはなりません」。手袋の内側・外側に汚染の可能性があります。おむつ交換の前後も手指衛生が必須です。

↓

後片づけ

↓

または

リスク
後片づけ後の手指。

ポイント
後片づけの際に，汚染を付着汚染（感染源）から周囲に広げないために手指衛生を行います。

保健指導

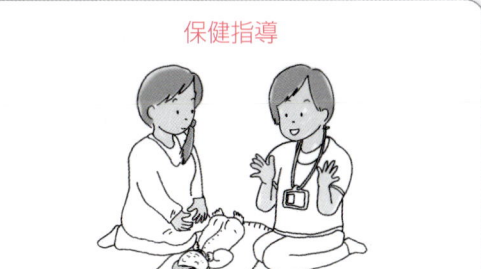

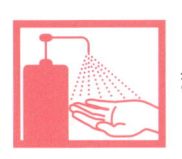

または

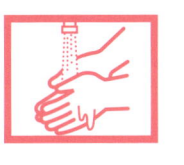

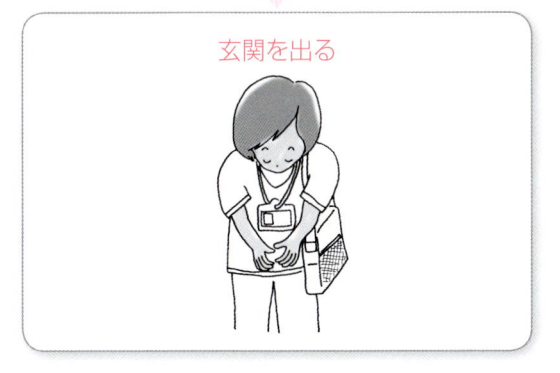

玄関を出る

❖ リスク
保健指導の際に触れたもの。

◉ ポイント
汚染(感染源)を訪問先から「持ち出さない」ための手指衛生です。

在宅における訪問看護 ▼シーン 8

シナリオで理解する！　手指衛生トレーニング・2

在宅における訪問看護　SCENE 9

新生児は，元気があっても抵抗力が弱い！

元気で健康そうに見える新生児は，たとえ病気でなくとも抵抗力が弱いものです。

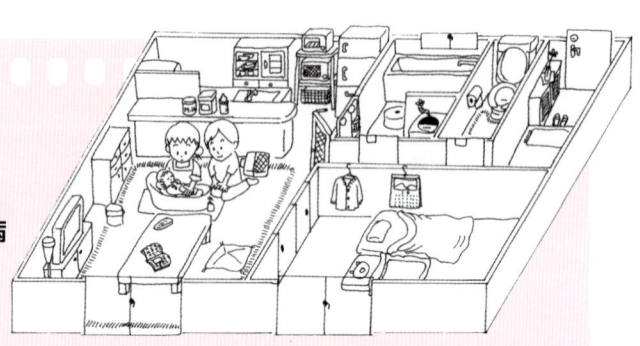

■ 患者プロフィール

- 母親21歳，新生児（生後9日目）
- 母子家庭，育児を手伝ってくれる人がいない（1人で子育てをしていく予定）
- 母乳栄養中
- 母親本人は，沐浴に自信がなく指導を希望している

ケア内容

母児ともに問診・視診
↓
新生児測定（体温・呼吸数・心拍数・体重）
↓
沐浴指導
↓
相談・指導

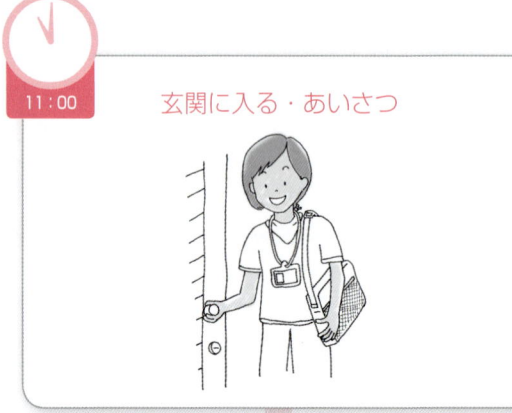

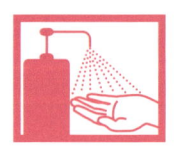

11:00　玄関に入る・あいさつ

または

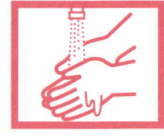

☞「リスクとポイント」は，26ページを参照ください。

2つの手指衛生マーク

| 石けんと流水による手洗いをする | 擦式消毒用アルコール製剤による手指消毒をする |

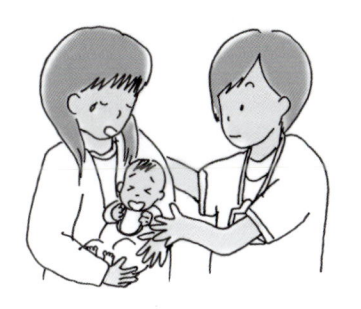

在宅における訪問看護▼シーン 9

母児：問診・視診

新生児：体温・呼吸・心拍数測定→アセスメント

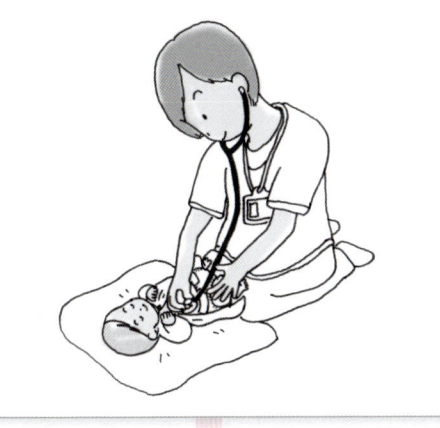

沐浴準備

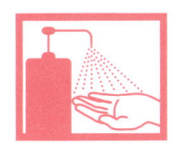

または

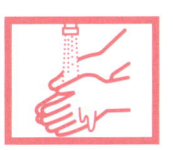

新生児計測（体重）

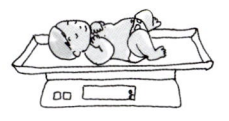

❖ リスク
環境表面・体重計・沐浴物品・水道蛇口。

◉ ポイント
新生児を感染から守りましょう：沐浴物品の準備後は，手指衛生をしてから新生児を計測しましょう。新生児は自分の手や服など口に当たるものをなめたりして無防備です。問診やバイタルサイン測定後，沐浴の準備では必要ありませんが，沐浴槽や環境に接触後，手に細菌や微生物が付着し，そのまま新生児に触れることで交差感染を起こす可能性があります。

63

シナリオで理解する！ 手指衛生トレーニング・2

沐浴指導（見守りながら）
↓
後片づけ

相談・指導

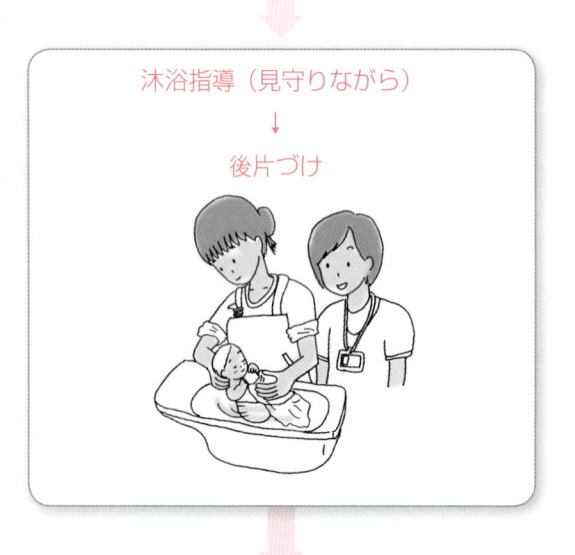

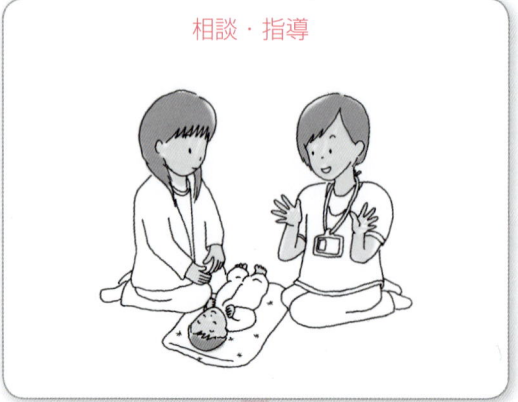

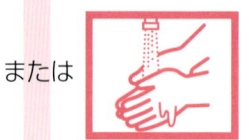

または

❖ **リスク**
後片づけ後の手指。

◉ **ポイント**
後片づけの際に，汚染が付着した可能性があります。汚染（感染源）を訪問先から「持ち出さない」ことが重要です。

玄関を出る

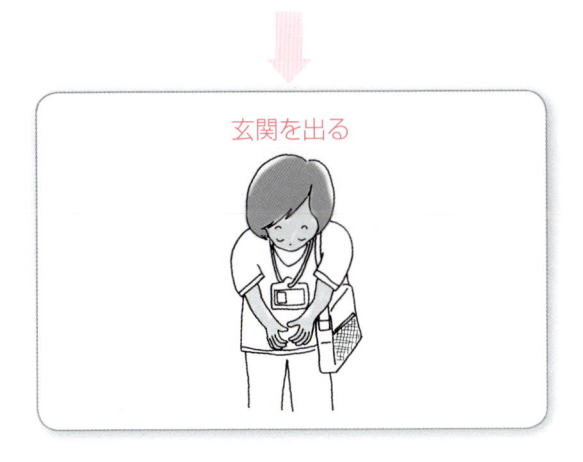

在宅における訪問看護 ▼シーン 9

シナリオで理解する！　手指衛生トレーニング・2

在宅における訪問看護　SCENE 10

「母乳は赤ちゃんの大切な栄養源」
「母乳は湿性生体物質」

「母乳は湿性生体物質」というと意外かもしれませんが「湿性生体物質」です。標準予防策の実施が必要です。

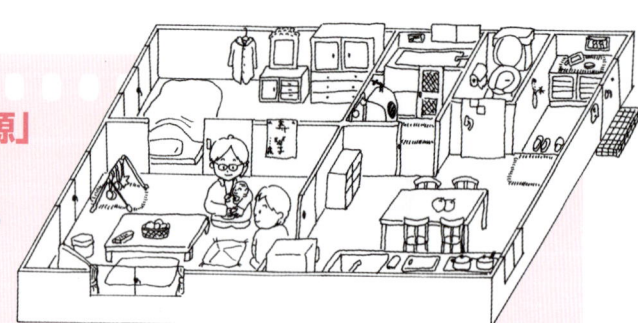

■ 患者プロフィール

- 母親30歳，産後 45日目　●里帰り先から自宅に戻って10日目　●夫と3人暮らし
- 1カ月健診は母子ともに経過良好　●母乳栄養中
- 前日より左乳汁うっ滞あり，疼痛あり，発赤と発熱なし

ケア内容

母児（視診・問診・触診）
↓
新生児計測（体重）
↓
授乳の見守り
↓
搾乳指導と介助
↓
相談・指導

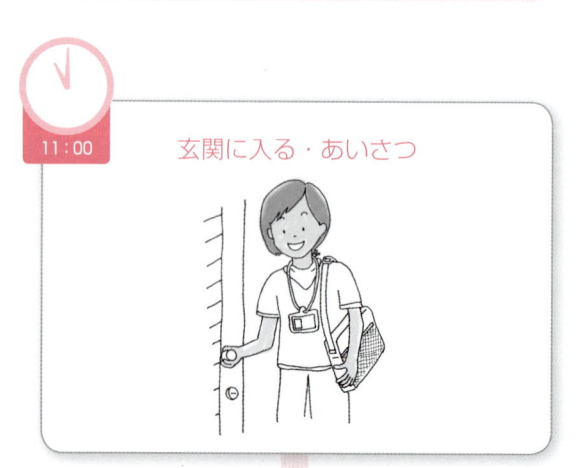

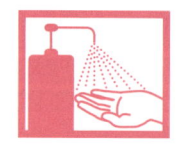

11:00　玄関に入る・あいさつ

または

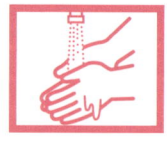

☞「リスクとポイント」は，26ページを参照ください。

2つの手指衛生マーク

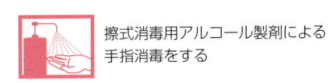

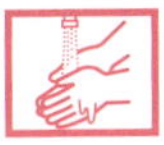

- 石けんと流水による手洗いをする
- 擦式消毒用アルコール製剤による手指消毒をする

母児：視診・問診・触診

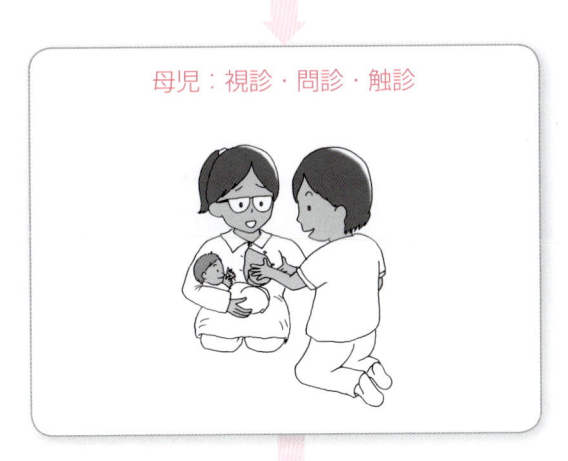

新生児計測（体重）

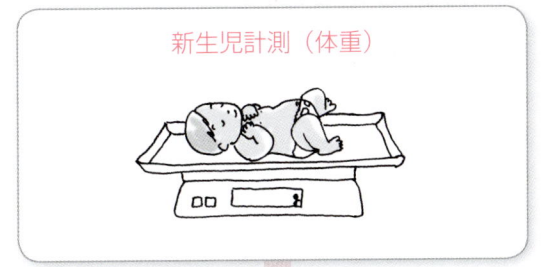

授乳の見守り
（ちょうど授乳のタイミングである）

在宅における訪問看護▼シーン10

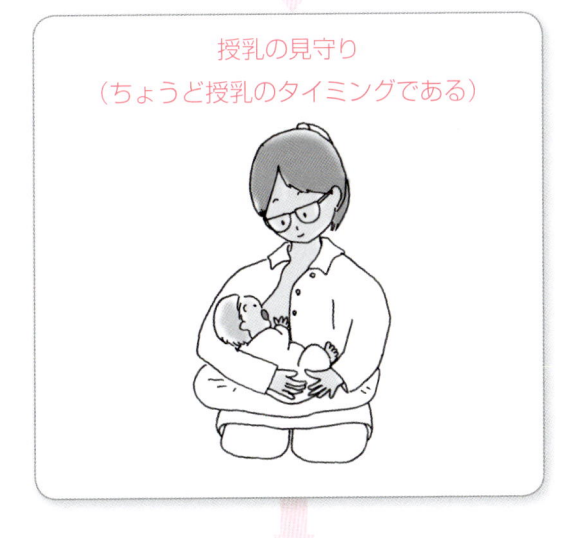

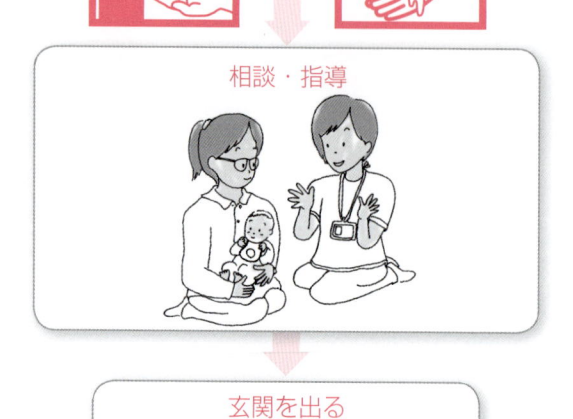

シナリオで理解する！ 手指衛生トレーニング・2

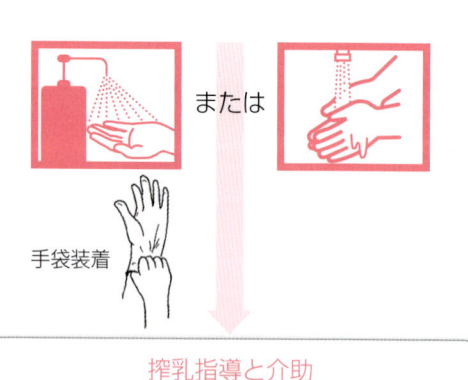

搾乳指導と介助

リスク
問診から授乳の見守りまでに手に触れたところ（体重計・環境表面など）。

ポイント
手に細菌や微生物が付着していると乳房や乳頭に触れたとき，汚染を持ち込む可能性があります。授乳することで赤ちゃんの口に入ったり，乳管口から侵入し乳腺炎を引き起こすこともあり，手指衛生は重要です。
手袋装着の理由は，湿性生体物質からケア提供者の手を守ること，乳房にケア提供者の手に付着した微生物を持ち出さないためです。

相談・指導

リスク
手袋の中の常在菌が増殖している可能性。手袋にはピンホールがある可能性。母乳は湿性生体物質。

ポイント
手袋装着は「手指衛生の代わりにはなりません」。手袋を外した後には必ず手指衛生を行います。

玄関を出る

2 介護老人保健施設
SCENE1 ～ SCENE5

介護老人保健施設の特徴と感染対策の必要性

　介護老人保健施設は，介護を必要としている高齢者の生活の場で，自立を助け，将来的に家庭で生活していくことができるように支援する施設です。リハビリテーションなども備えています。抗菌薬の使用頻度は低く，侵襲的処置も日常的にはありませんが，抵抗力の弱い高齢者が集団で生活しており，インフルエンザ，結核，ノロウイルス感染症，腸管出血性大腸菌感染症，疥癬，肺炎球菌感染症，レジオネラ症（媒介はしない）などの集団感染が発生しやすい特徴があります。

　感染源は，新規入所者・職員・面会者などが施設外で罹患し，手指を介して施設内に持ち込まれることが多く，感染対策の基本は手指衛生です。とくに職員については，入所者と日常的に長時間接することから，感染させる，また，感染する機会が多いことも理解したうえで，感染対策を実施する必要があります。

シナリオで理解する！ 手指衛生トレーニング・2

介護老人保健施設 SCENE 1

「手指衛生は個人衛生」
日常生活習慣です

　介護老人保健施設内では，ケア提供者は，1人の利用者の1日の流れに付き添っているわけではなく，更衣介助・移動介助・食事介助など，部分的なかかわりとなります。ここでは，いくつかの介助場面を想定し，そこで必要な手指衛生を理解・実践していただけるように，利用者の日常生活の流れを示し展開します。
　SCENE1では，「起床〜昼食前」までの手指衛生です。

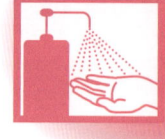

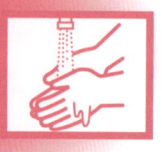

✓ タイムスケジュール

7:00	起床（リハビリパンツに交換→ひげそり→更衣） 車いすで食堂へ 朝食
8:30	トイレ誘導
9:00	水分補給
10:00	自由時間（テレビを観たり，会話を楽しむ）〜
12:00	

設定
個室で部分介助を対象にする

夜 おむつを当てている

ケア提供者　または

朝 起床

✣ リスク
前作業や環境からの微生物。

◉ ポイント
手指汚染を除去してから，利用者に接しましょう。

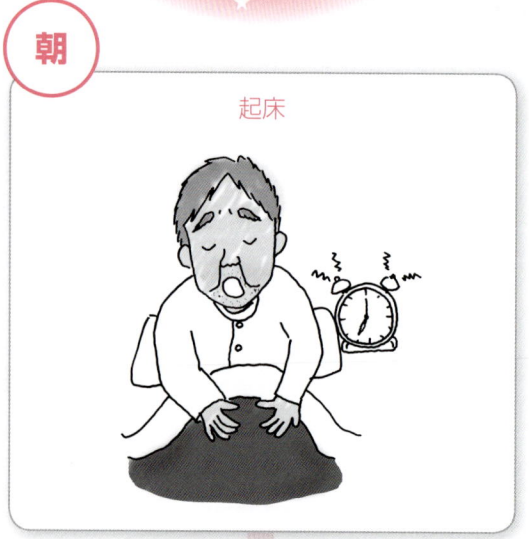

2つの手指衛生マーク

- 石けんと流水による手洗いをする
- 擦式消毒用アルコール製剤による手指消毒をする

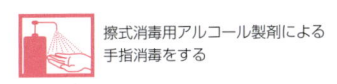

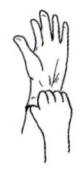

手袋装着

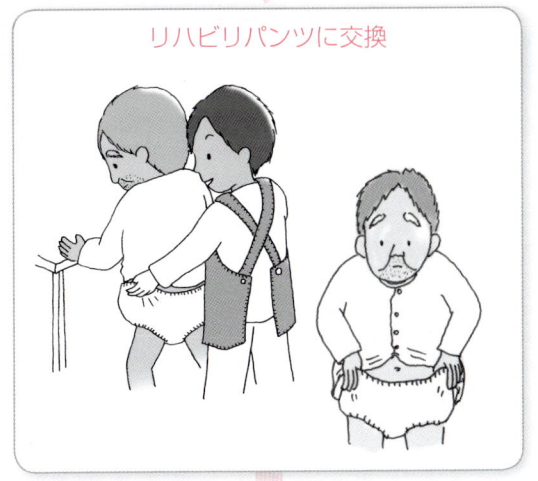

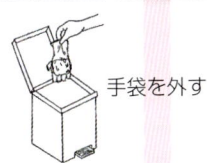

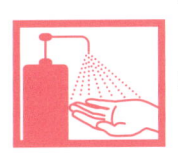

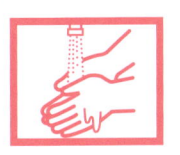

↓

リハビリパンツに交換

↓

手袋を外す

↓

利用者 または

↓

ひげそり

↓

介護老人保健施設 ▼ シーン 1

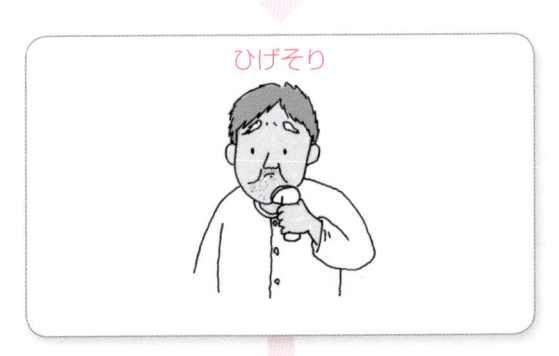

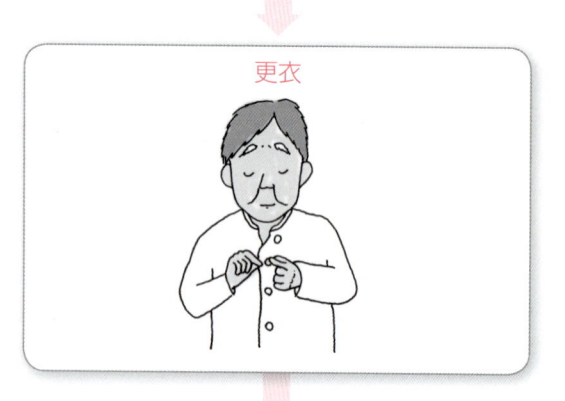

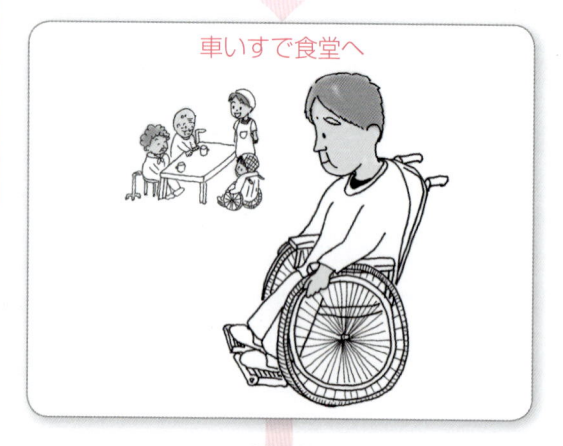

シナリオで理解する！　手指衛生トレーニング・2

介護老人保健施設▼シーン 1

更衣

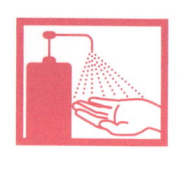

車いすで食堂へ

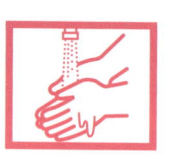

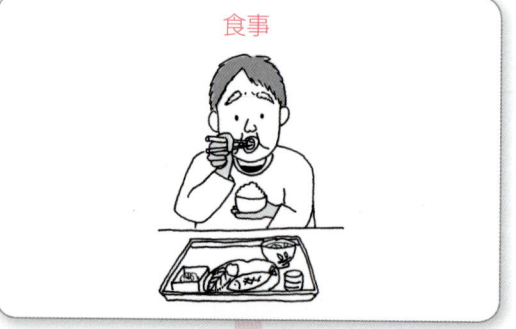

利用者　または

食事

❖ リスク
車いすや環境に触れた手。病原体が口から侵入する可能性。

◉ ポイント
車いすのハンドル部分はタイヤに近いため，床同様の汚染があるかもしれません。手指も汚染されている可能性があります。

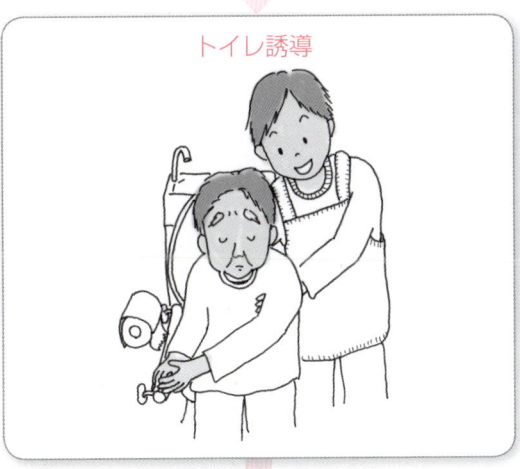

トイレ誘導

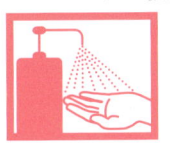

ケア提供者・利用者 または

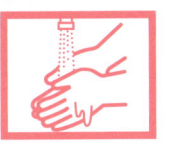

自由時間（テレビを観たり，会話を楽しむ）

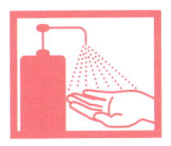

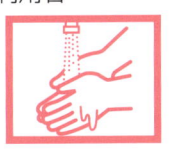

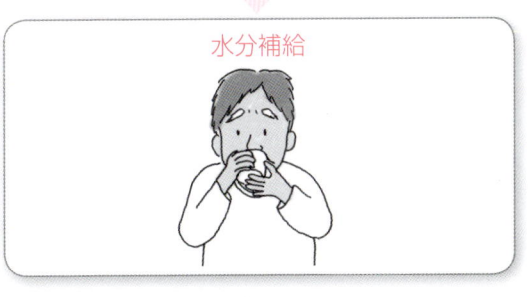

ケア提供者・利用者 または

水分補給

✣リスク
ケア提供者・利用者ともに手指の触れるトイレ環境・車いす利用者の衣類など。場合によっては排泄物の付着の可能性。

⦿ポイント
トイレの後は，ケア提供者・利用者ともに手指衛生です。

介護老人保健施設▼シーン 1

シナリオで理解する！　手指衛生トレーニング・2

介護老人保健施設　SCENE 2

今後もケア提供者・利用者ともに手指衛生に励みます

SCENE2では，「昼食〜消灯・入浴」までの手指衛生です。

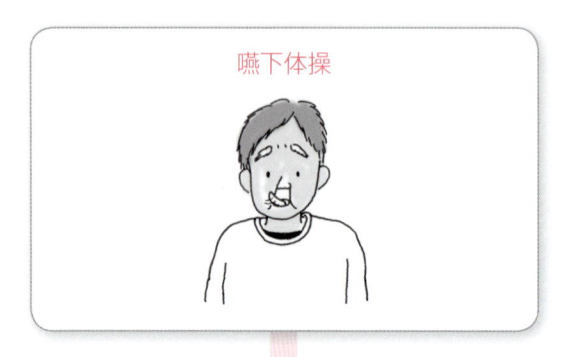

嚥下体操

トイレ誘導

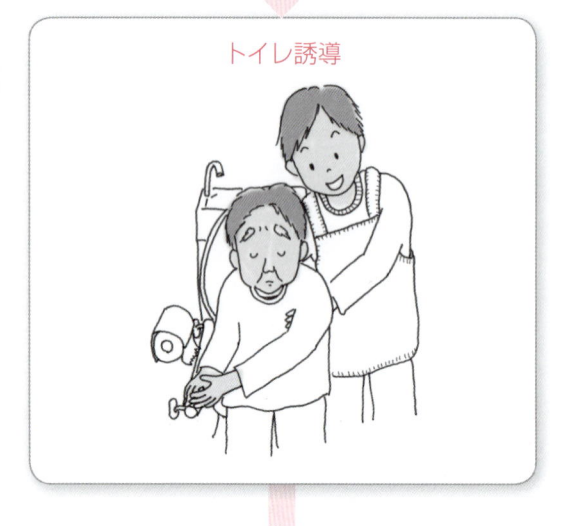

ケア提供者・利用者

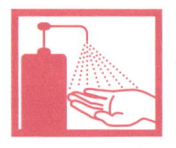

または

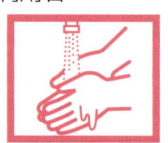

タイムスケジュール
- 11:30　昼食前の嚥下体操
- 　　　　トイレ誘導
- 12:00　昼食
- 13:00　昼寝（自由時間）
- 14:00　リハビリ（レクリエーション）
- 15:00　おやつ
- 16:00　トイレ誘導
- 16:30　入浴

リスク
ケア提供者・利用者ともに手指の触れるトイレ環境・車いす利用者の衣類など。場合によっては排泄物の付着の可能性。次の食事のときに手指に付着した汚染や微生物が口から入る可能性。

ポイント
トイレの後，食事の前は，ケア提供者・利用者ともに手指衛生です。

2つの手指衛生マーク

- 石けんと流水による手洗いをする
- 擦式消毒用アルコール製剤による手指消毒をする

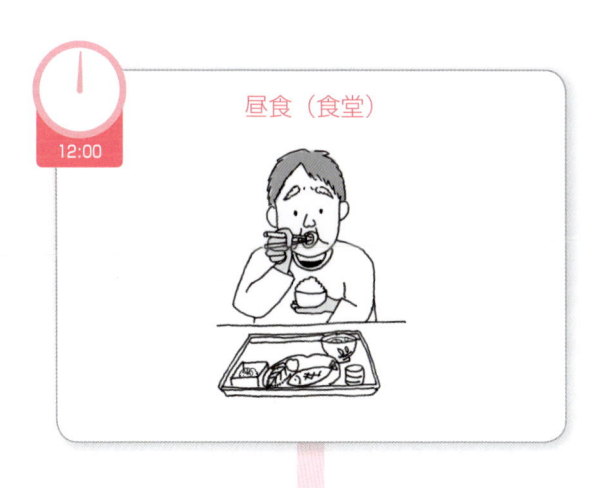

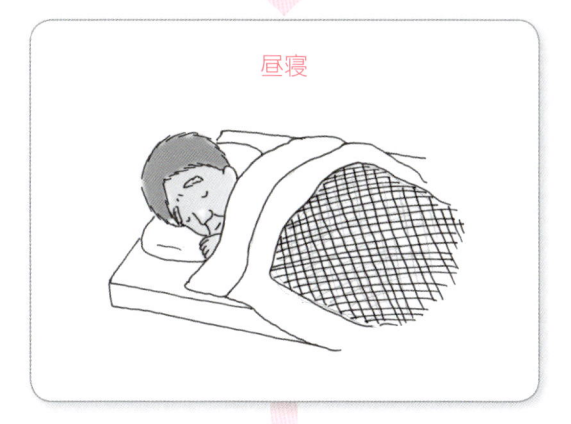

12:00　昼食（食堂）

昼寝

介護老人保健施設▼シーン2

75

シナリオで理解する！ 手指衛生トレーニング・2

ケア提供者・利用者

または

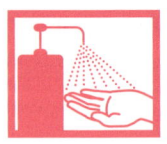

↓

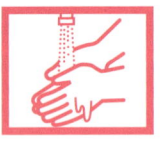

歩行練習（リハビリ）

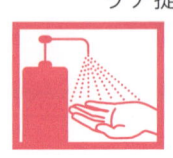

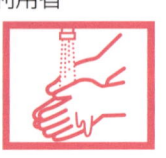

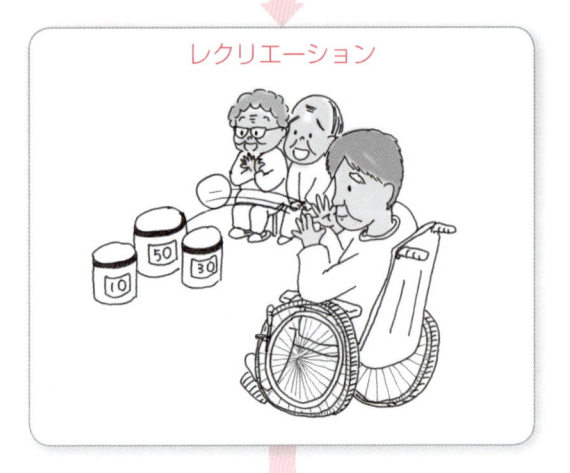

✤ **リスク**
リハビリテーション室に，外からの汚染が持ち込まれる危険性。

◉ **ポイント**
「外の手指汚染を持ち込まないこと」です。

ケア提供者・利用者

または

↓

レクリエーション

✤ **リスク**
リハビリ中に触れた用具や環境。

◉ **ポイント**
リハビリテーション室内にあるものすべてが高頻度接触部位であると考え，室内で手指に触れた汚染を室外に「持ち出さない」ようにしましょう。

介護老人保健施設▶シーン 2

ケア提供者・利用者　または

おやつ　15:00

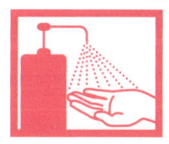

トイレ誘導

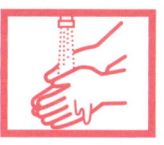

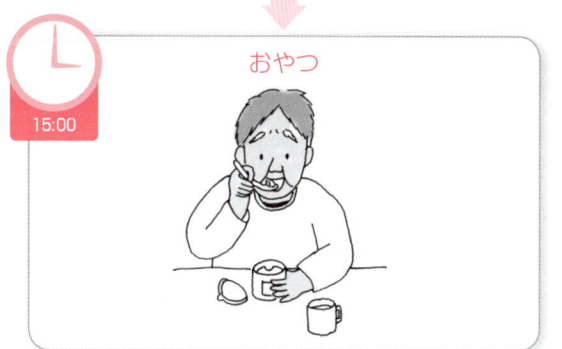

ケア提供者・利用者　または

エプロン装着

❖リスク
レクリエーション時に触れたもの（道具・車いす・環境・利用者間の手など）。次のおやつのときに手指に付着した汚染や微生物が口に入る可能性。

◉ポイント
レクリエーション道具の多くは，他の利用者と共有した環境表面に触れるので，間接感染を考えることが重要です。どんなに汚染されても感染経路を断ち切ればよいのです。

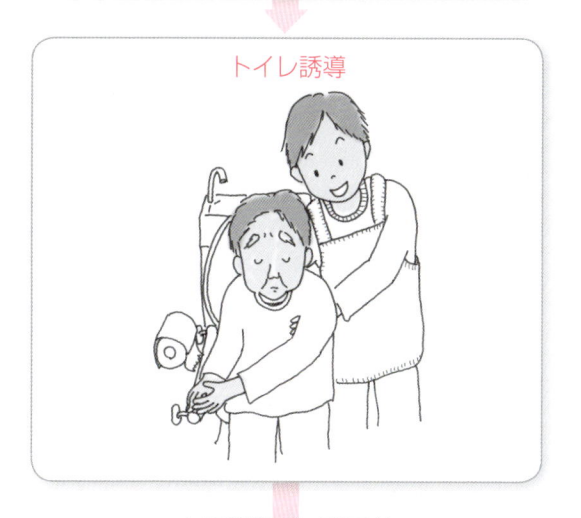

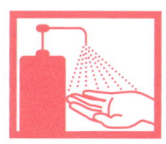

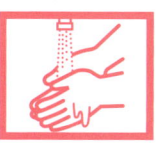

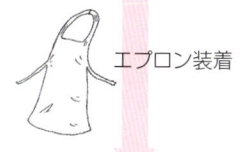

❖リスク
ケア提供者・利用者ともに手指の触れるトイレ環境・車いす利用者の衣類など。場合によっては排泄物の付着の可能性。次の食事のときに手指に付着した汚染や微生物が口から入る可能性。

◉ポイント
トイレの後，食事の前は，ケア提供者・利用者ともに手指衛生です。

介護老人保健施設▼シーン 2

77

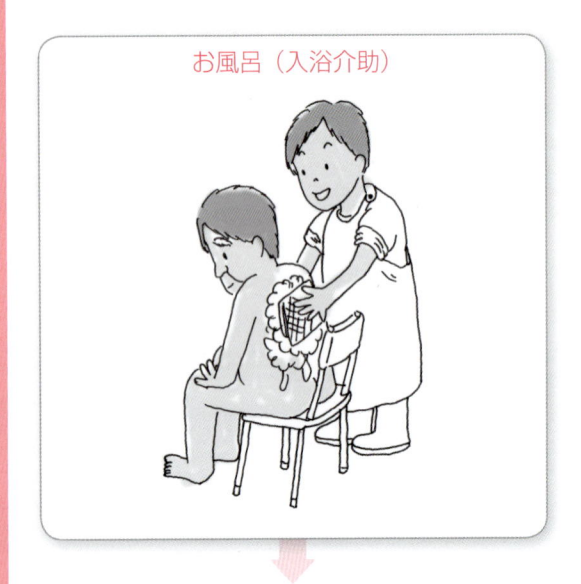

シナリオで理解する！　手指衛生トレーニング・2

介護老人保健施設▼シーン 2

お風呂（入浴介助）

ケア提供者

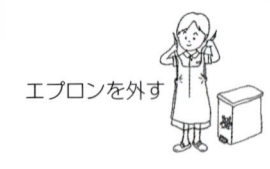

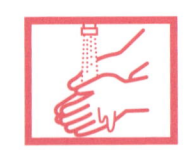

エプロンを外す

✤リスク
利用者の体表面や浴室内の環境表面に付着している微生物や汚れ（垢など）。

◉ポイント
ケア提供者は，入浴介助時に手袋を装着する必要はありません。しかし，ケア提供者自身の手に傷がある場合や入浴中に湿性生体物質で手指汚染が考えられる場合には手袋を装着し，感染を防ぎましょう。

介護老人保健施設　SCENE 3

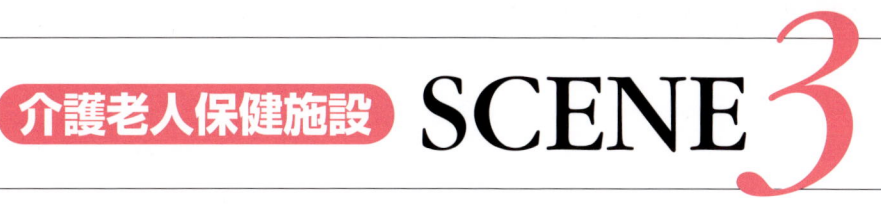

複数の利用者に「排泄ケア」をする場合の手指衛生

排泄ケアでは，「トイレでの介助」「ベッド上での介助」とも，基本は「1人の利用者の排泄ケア終了ごとに」手指衛生を行うことです。ここでは「下痢をしている利用者がいない場合（下痢なし）」と「下痢をしている利用者がいる場合（下痢あり）」の設定を加えて説明します。

1．トイレでの介助

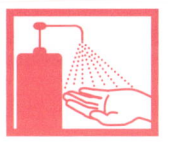

下痢をしている利用者がいない場合（下痢なし）

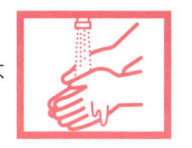

下痢なし　　Aさん

❖リスク
前作業や環境からの微生物。

◉ポイント
利用者に触れる前の手指衛生です。

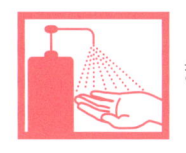

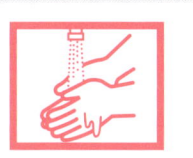

下痢なし　　Bさん

❖リスク
トイレ環境・車いす利用者の衣類など。場合によっては排泄物の付着の可能性。

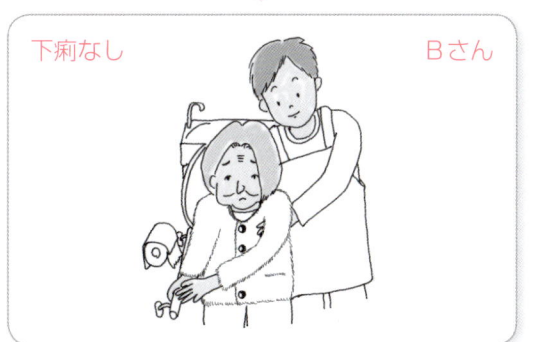

◉ポイント
下痢をしていない場合は，　　　を第一選択とします。

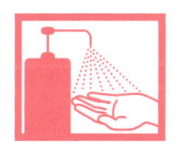

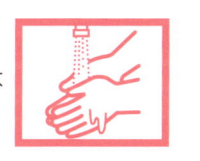

※「リスクとポイント」は上記と同じ。

シナリオで理解する！ 手指衛生トレーニング・2

下痢をしている利用者がいる場合（下痢あり）

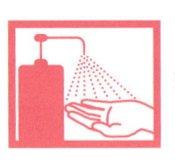

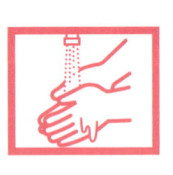

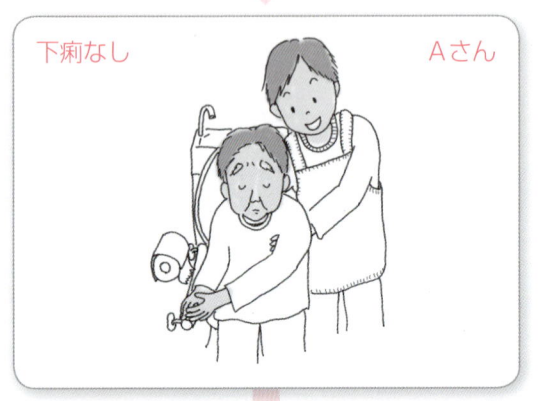

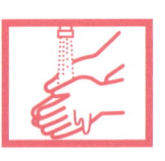

[消毒] または [手洗い]
↓

下痢なし　　　Aさん

❖ **リスク**
下痢症状があるときの病原体（ノロウイルスやクロストリジウム・ディフィシルなど）による感染拡大の可能性（アルコール消毒に抵抗性を示すため）。

◉ **ポイント**
Aさんは下痢をしていないため，[消毒] または [手洗い] となります。まだ，下痢をしているCさんのケアはしていません。

[消毒] または [手洗い]
↓

❖ **リスク**
トイレ環境・車いす利用者の衣類など。場合によっては排泄物の付着の可能性。

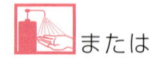

◉ **ポイント**
Aさんは下痢をしていないため，[消毒] または [手洗い] となります。まだ，下痢をしているCさんのケアはしていません。

下痢あり　　　Cさん

❖ **リスク**
下痢症状があるときの病原体（ノロウイルスやクロストリジウム・ディフィシルなど）による感染拡大の可能性（アルコール消毒に抵抗性を示すため）。

◉ **ポイント**
下痢の症状があるときには，手が目に見えて汚れていない場合でも，[消毒] ではなく，[手洗い] をします。

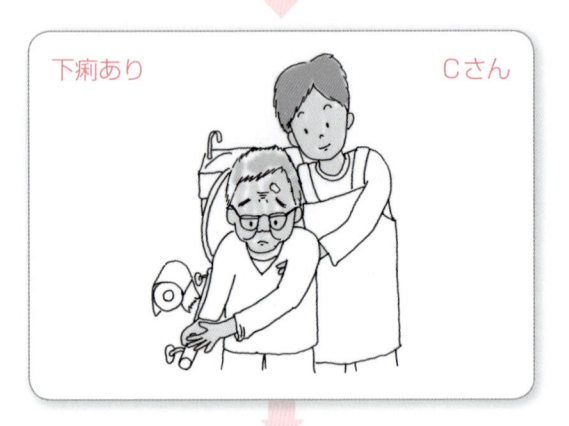

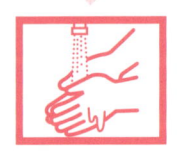

2つの手指衛生マーク

- 🖐 石けんと流水による手洗いをする
- 🖐 擦式消毒用アルコール製剤による手指消毒をする

2. ベッド上での介助

下痢をしている利用者がいない場合（下痢なし）

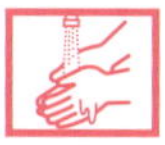

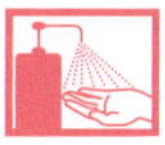

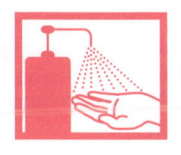

🧴 または 🖐

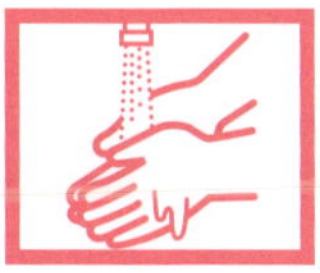

下痢なし　　　　　　　　　Aさん

✤ **リスク**
前作業や環境からの微生物。

◉ **ポイント**
利用者に触れる前の手指衛生です。

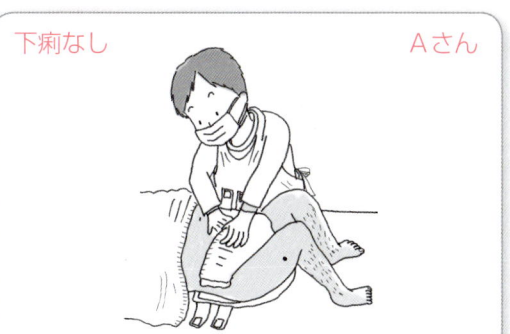

🧴 または 🖐

☞「おむつ交換の手順」は、109～118ページを参照ください。

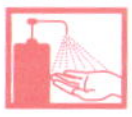

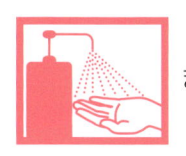

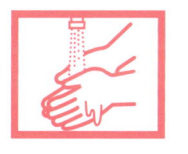

◉ **ポイント**
下痢をしていない場合は、🧴 を第一選択とします。

下痢なし　　　　　　　　　Bさん

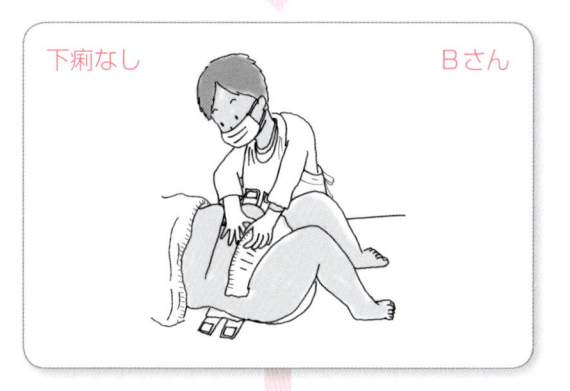

🧴 または 🖐

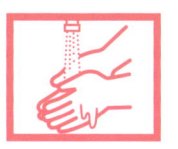

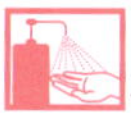

◉ **ポイント**
下痢をしていない場合は、🧴 を第一選択とします。

介護老人保健施設▼シーン3

81

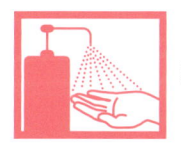

シナリオで理解する！ 手指衛生トレーニング・2

下痢をしている利用者がいる場合（下痢あり）

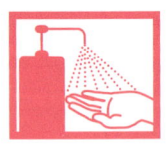

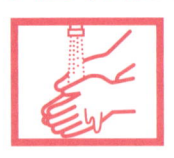

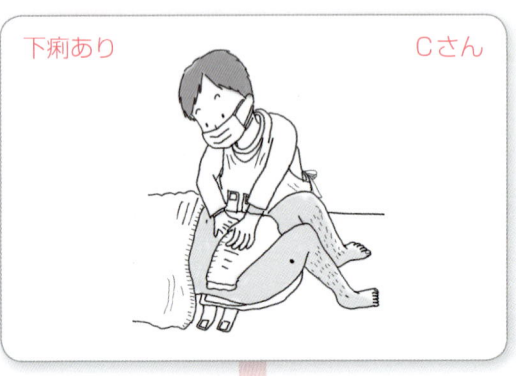

【下痢あり　Cさん】

❖ **リスク**
前作業や環境からの微生物。

◉ **ポイント**
利用者に触れる前の手指衛生です。まだ，下痢をしているCさんのケアはしていません。

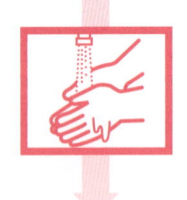

【下痢あり　Dさん】

❖ **リスク**
下痢症状があるときの病原体（ノロウイルスやクロストリジウム・ディフィシルなど）による感染拡大の可能性（アルコール消毒に抵抗性を示すため）。

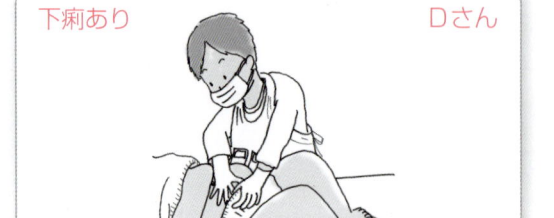

◉ **ポイント**
下痢の症状があるときには，手が目に見えて汚れていない場合でも，[アルコール消毒]ではなく，[手洗い]をします。

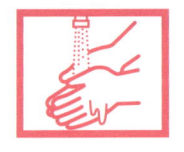

※「リスクとポイント」は上記と同じ。

介護老人保健施設 SCENE 4

複数の人に「入浴介助」をする場合の手指衛生

「複数の人への入浴介助」の基本は「1人の利用者の入浴介助終了ごとに」手指衛生を行うことです。ここでは「入浴介助のみの利用者の場合」と「入浴介助後に軟膏塗布をする利用者の場合」を想定して解説します。

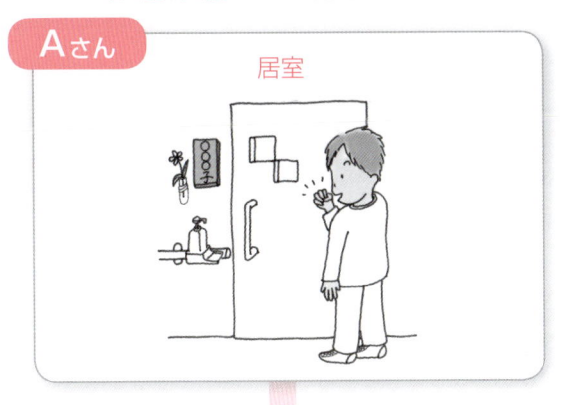

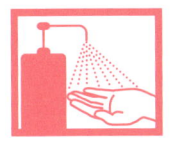

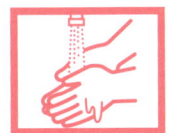

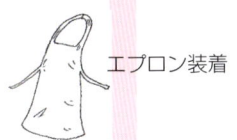

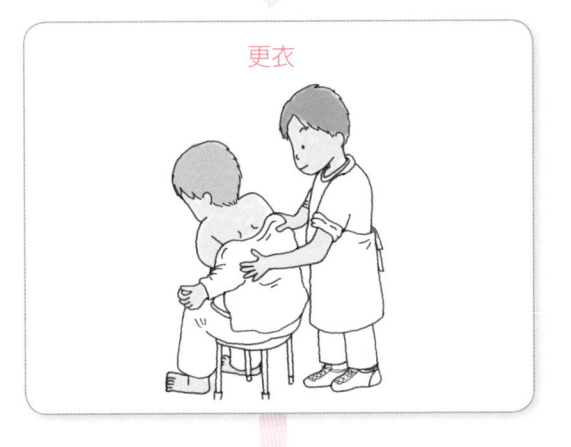

「入浴介助」のみの利用者の場合

Aさん — 居室

ケア提供者・利用者 または

エプロン装着

更衣

❖リスク
ケア提供者・利用者ともに手指の触れるトイレ環境・車いす利用者の衣類など。場合によっては排泄物の付着の可能性。次の食事のときに手指に付着した汚染や微生物が口から入る可能性。

◉ポイント
トイレの後、食事の前は、ケア提供者・利用者ともに手指衛生です。

シナリオで理解する！ 手指衛生トレーニング・2

介護老人保健施設▶シーン 4

皮膚観察

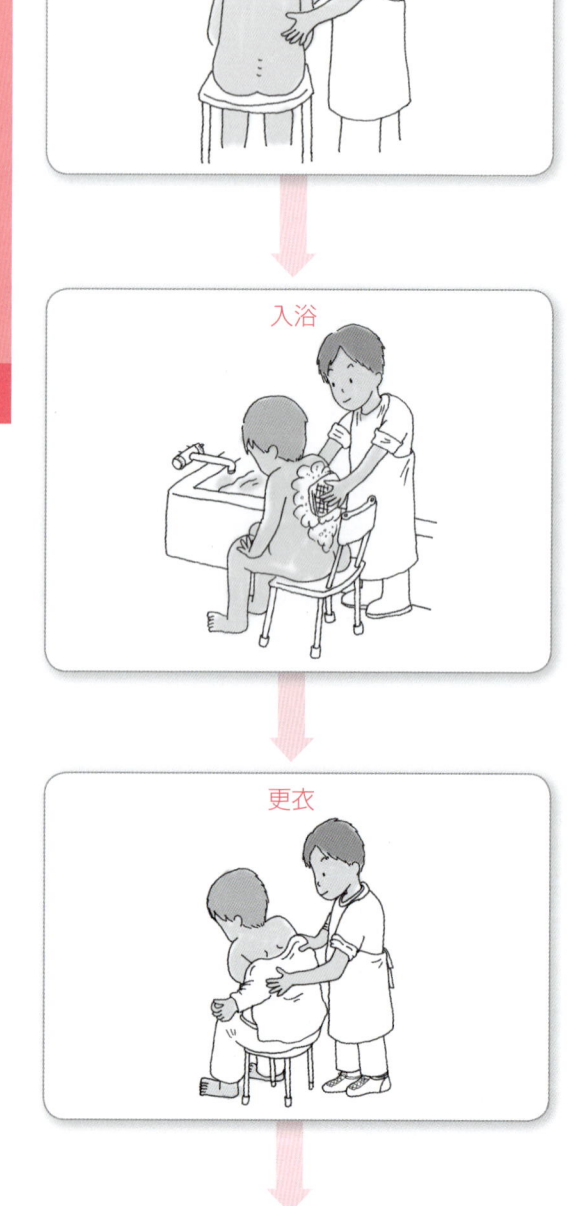

入浴

更衣

84

2つの手指衛生マーク

石けんと流水による手洗いをする

擦式消毒用アルコール製剤による手指消毒をする

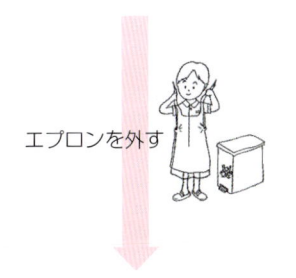

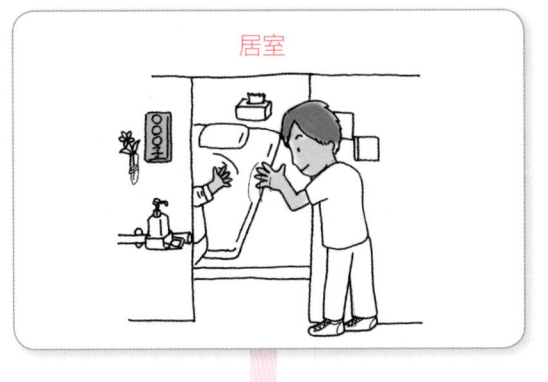

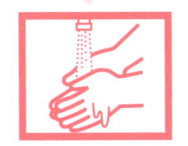

エプロンを外す

居室

✤リスク
利用者の体表面や浴室内の環境表面に付着している微生物や汚れ（垢など）。

◉ポイント
1人の介助を終えるごとに手指衛生を行います。ケア提供者自身を守り，また，次の利用者も守ることが大切です。ケア提供者は入浴介助時に手袋を装着する必要はありませんが，ケア提供者自身の手に傷がある場合や入浴中に湿性生体物質で手指汚染が考えられる場合には手袋を装着し，感染を防ぎましょう。

介護老人保健施設▶シーン4

シナリオで理解する！　手指衛生トレーニング・2

「入浴介助後に軟膏塗布をする」利用者の場合

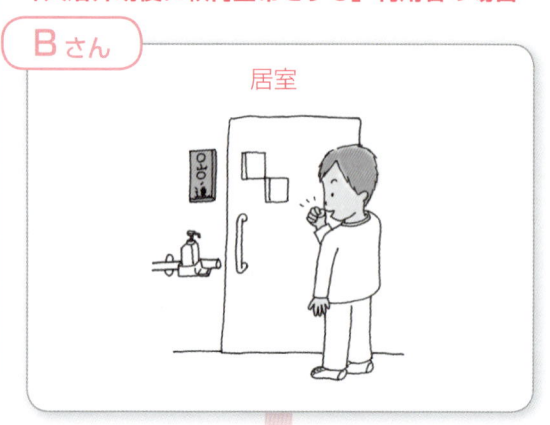

Bさん

居室

ケア提供者・利用者

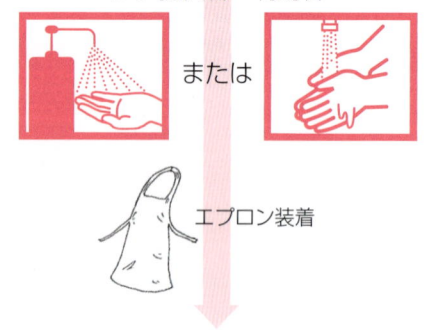

または

エプロン装着

更衣

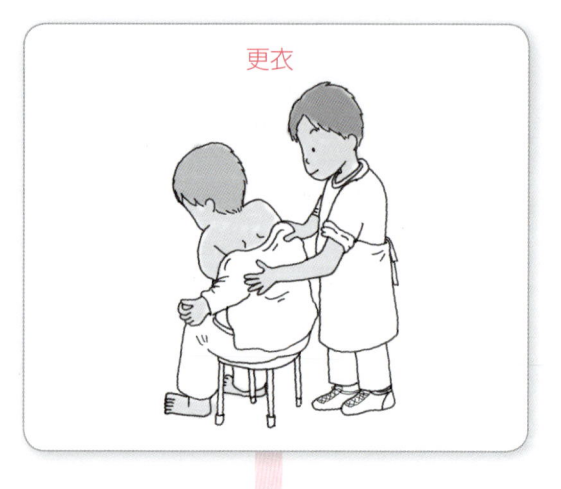

✣ リスク
ケア提供者・利用者ともに手指の触れるトイレ環境・車いす利用者の衣類など。場合によっては排泄物の付着の可能性。次の食事のときに手指に付着した汚染や微生物が口から入る可能性。

◉ ポイント
トイレの後，食事の前は，ケア提供者・利用者ともに手指衛生です。

介護老人保健施設▼シーン 4

皮膚観察

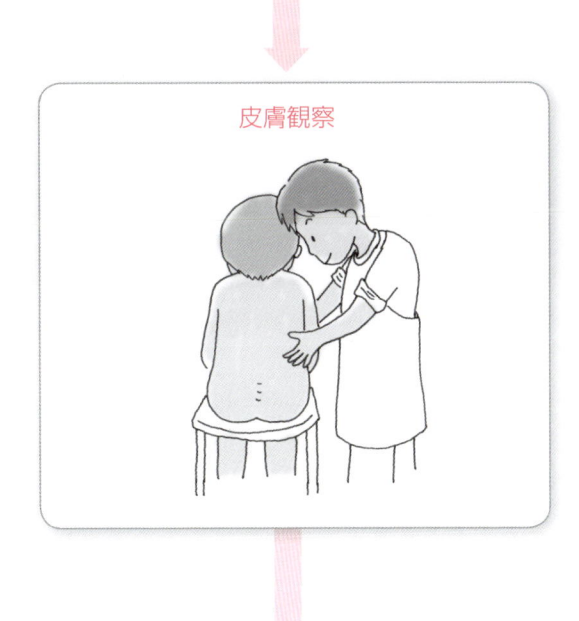

入浴

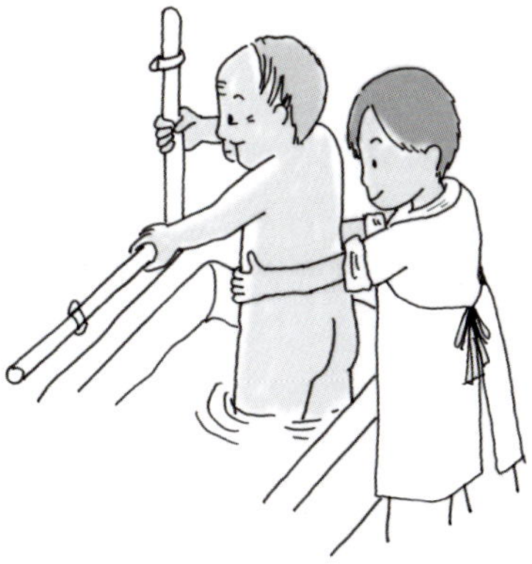

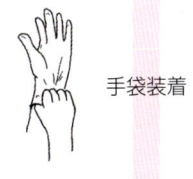

手袋装着

介護老人保健施設▼シーン4

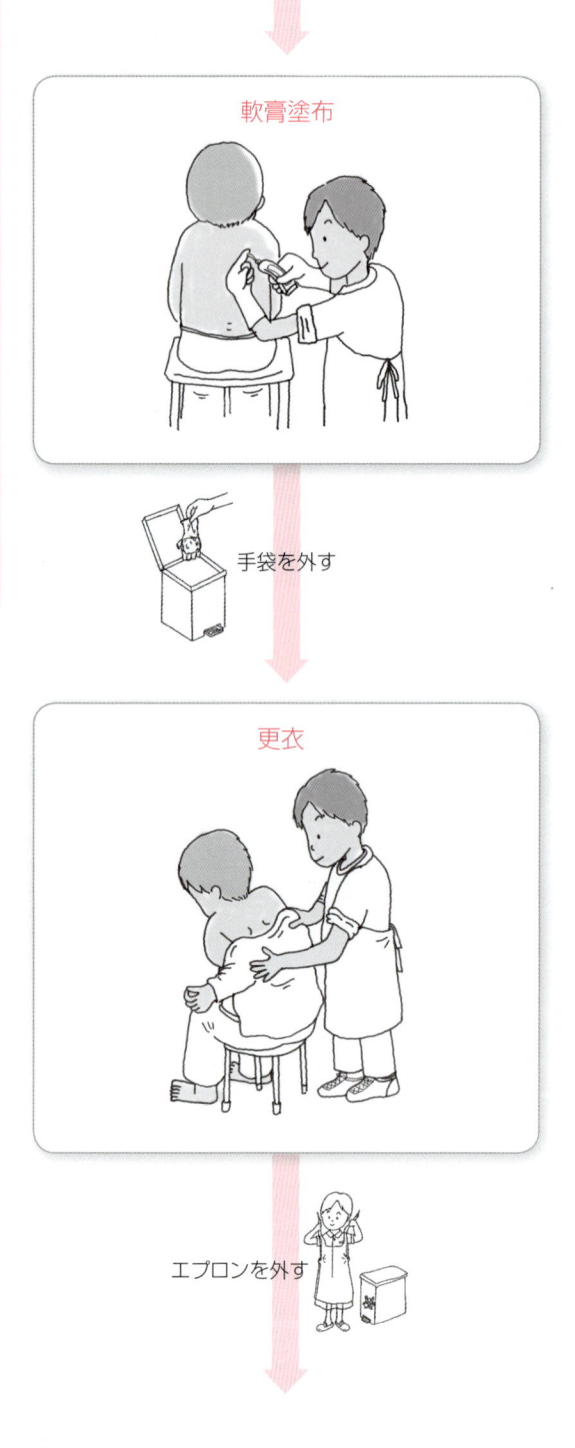

シナリオで理解する！　手指衛生トレーニング・2

介護老人保健施設▼シーン 4

軟膏塗布

手袋を外す

更衣

エプロンを外す

居室

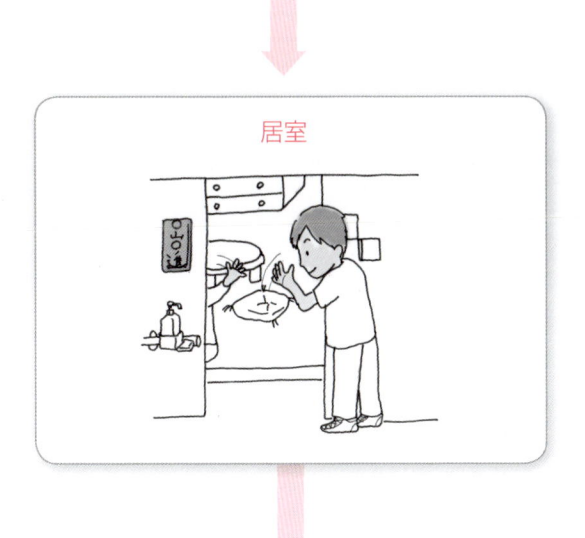

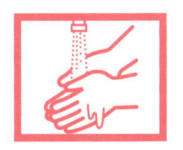

✤ リスク
利用者の体表面や浴室内の環境表面に付着している微生物や汚れ（垢など）。

◉ ポイント
次の作業に手指汚染を持ち込まない。

シナリオで理解する！　手指衛生トレーニング・2

介護老人保健施設　SCENE 5

複数の人に「食事介助」をする場合の手指衛生

手は微生物の運び屋です。手指衛生を徹底して，食の安全を提供しましょう。

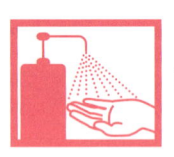

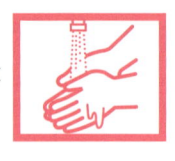

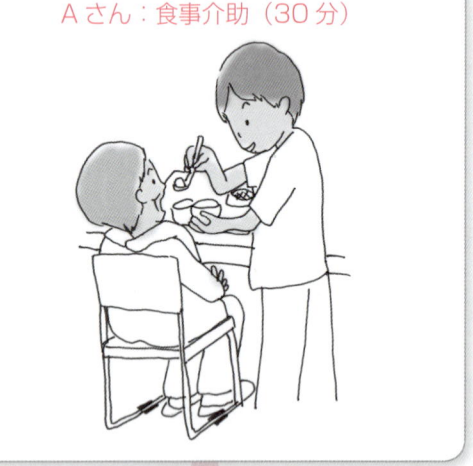

Aさん：食事介助（30分）

❖ リスク
前作業からや環境からの微生物。抵抗力の低下（高齢者のため）。

◉ ポイント
前作業からの手指汚染を断ち切るためです。つまり，感染経路を遮断することになります。

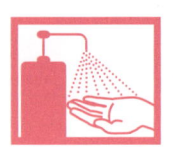

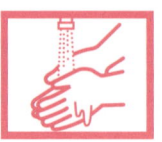

❖ リスク
ケア提供者の手（食事介助中に食べものや食器・テーブル・箸・スプーン・前掛けやエプロンに触れたり，利用者の口の周囲をぬぐったりするため）。

◉ ポイント
手指汚染を次の利用者に「持ち込まない」ことが大切です。

2つの手指衛生マーク

- 石けんと流水による手洗いをする
- 擦式消毒用アルコール製剤による手指消毒をする

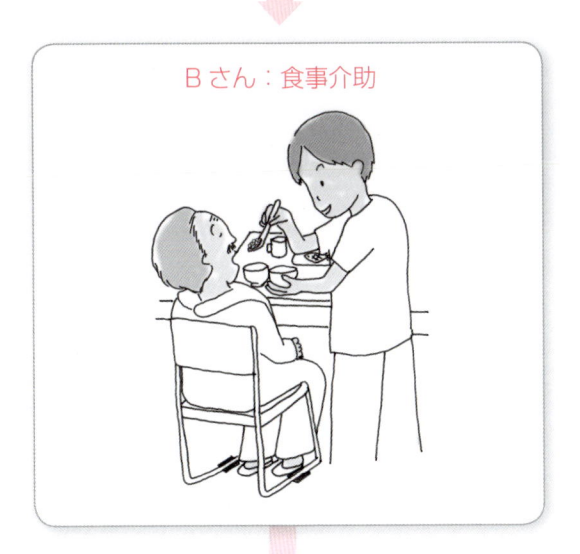

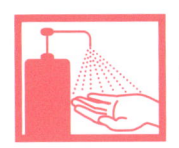

Bさん：食事介助

または

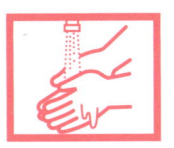

リスク
ケア提供者の手（食事介助中に食べものや食器・テーブル・箸・スプーン・前掛けやエプロンに触れたり，利用者の口の周囲をぬぐったりするため）。

ポイント
手指汚染を次の作業に「持ち込まない」ことが大切です。

介護老人保健施設▼シーン5

3 リハビリテーション施設
SCENE 1 ～ SCENE 6

リハビリテーション施設の特徴と感染対策の必要性

　リハビリテーション施設の利用者は，在宅，外来，施設内入所など，さまざまな生活環境から集まり，オープンフロアでの集団となります。このような利用者の集中と分散は，微生物の伝播，拡散の可能性を意味します。

　一般的に，訓練室で訓練ができる人は感染を受けやすいグループではありませんが，杖・歩行器・平行棒などの訓練器具のグリップ部分は利用者や作業療法士が共有して使用するため，微生物が手から物，物から手へと移動する環境といえます。また，ボールや車いすは床に接触し，それにより手が汚染されます。

　こうした環境での手指衛生は，利用者も作業療養士もリハビリを開始する前後の「手洗いを中心とした標準予防策」がともに必須です。作業療養士は訓練対象である利用者が代わるたびに手指衛生を行い，また，作業療法などで，食事を作り摂食する場合も，食中毒予防のために十分な手指衛生が必要となります。ただ，利用者のなかには，麻痺があるなど，十分に手を洗えない利用者も多く，そうした場合には擦式消毒用アルコール製剤の使用も検討します。

　利用者の手がよく触れるものや場所は，高頻度接触表面といい，微生物の温床といわれています。訓練器具は使用するたびに清掃を行うのが望ましいのですが，現実的には1日1回以上の定期的な清掃を行います。病院などで，耐性菌が検出され，検出部位からの湿性生体物質の流出がある場合は，病室での訓練を検討し，個人防護具を装着し，使用する訓練器具を個別化するなどの対策が必要となります。

シナリオで理解する！　手指衛生トレーニング・2

リハビリテーション施設　SCENE 1

療法士の勤務開始と終了後の手指衛生：「持ち込まない」「持ち出さない」

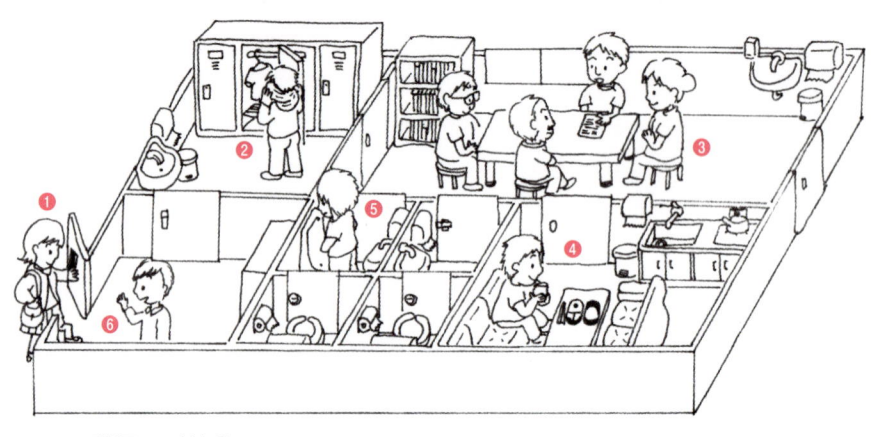

職場に到着 ❶

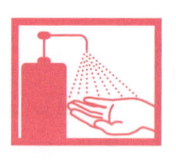

　　　↓

更衣 ❷

[アルコール] または [手洗い]

◉ポイント
外部からの微生物を職場に持ち込まないために，手指衛生を行います。

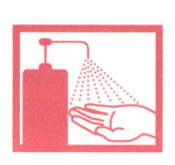

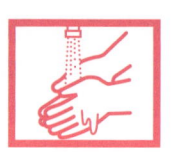

　　　↓

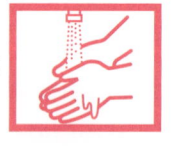

ミーティングへの参加 ❸

　　　↓

訓練開始（訓練中の手指衛生→SCENE2 へ）

[アルコール] または [手洗い]

◉ポイント
昼食前には，作業による手指の微生物汚染から自分（療法士）を守るために，手指衛生を行います。

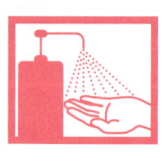

　　　↓

昼食 ❹

　　　↓

排泄 ❺

[アルコール] または [手洗い]

◉ポイント
排泄時に手に付着した微生物汚染を広げないために，手指衛生を行います。

　　　↓

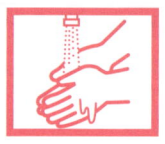

午後の訓練開始（訓練中の手指衛生→SCENE2 へ）

　　　↓

94

2つの手指衛生マーク

🖐 石けんと流水による手洗いをする　　🧴 擦式消毒用アルコール製剤による手指消毒をする

更衣❷

または

帰宅❻

◉ポイント
訓練室で付着した微生物を自宅に持ち帰らないために，手指衛生を行います。

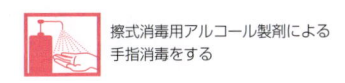

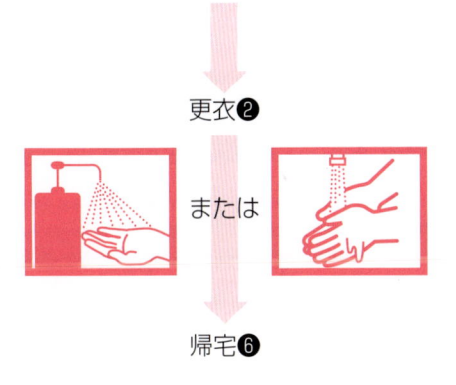

リハビリテーション施設▼シーン 1

シナリオで理解する！　手指衛生トレーニング・2

リハビリテーション施設　SCENE 2

療法士の訓練間の手指衛生：患者が代わるたびに「手指衛生」を

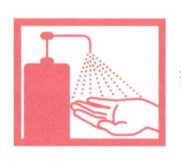

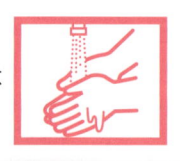

◉ポイント
作業に入る前には，前作業からの微生物汚染を伝播させないために，手指衛生を行います。

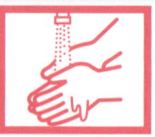

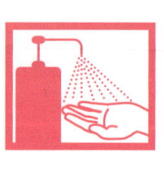

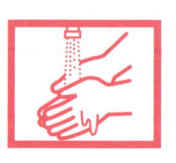

患者の訓練開始

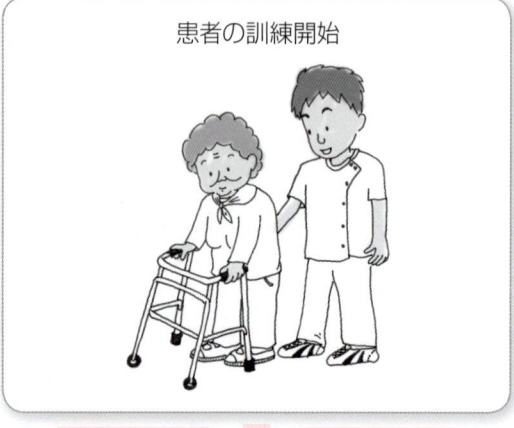

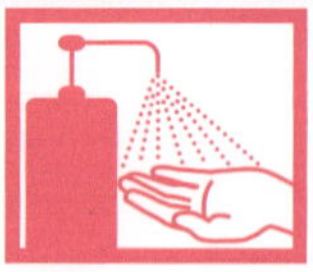

◉ポイント
患者が代わるごとに，手指衛生を行います。

次の患者の訓練

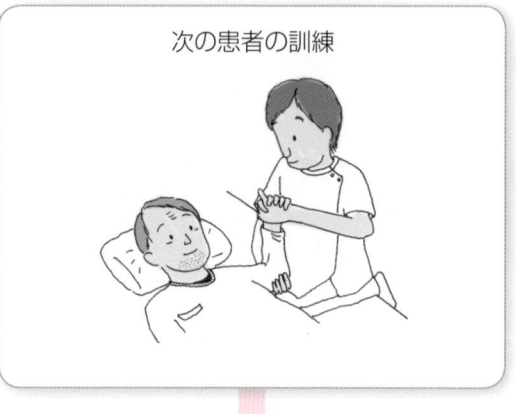

◉ポイント
患者が代わるごとに，手指衛生を行います。

2つの手指衛生マーク

[🚿手マーク] 石けんと流水による手洗いをする　　[消毒剤マーク] 擦式消毒用アルコール製剤による手指消毒をする

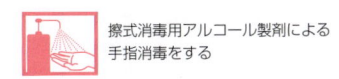

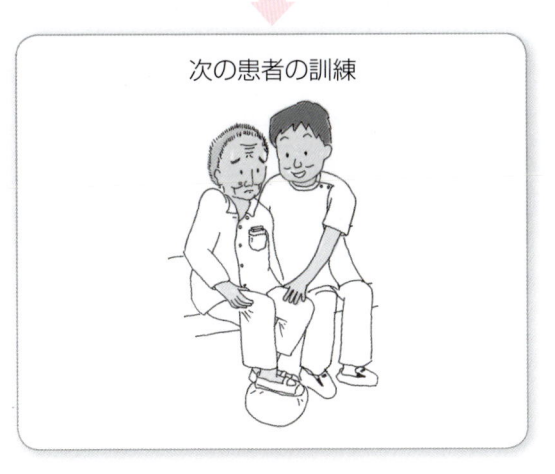

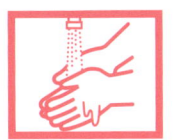

次の患者の訓練

◉ポイント

訓練が終了し休憩に入る前には，[消毒剤マーク]を行います。訓練で，床と接するボール，靴などを手で扱った場合など，手が目に見えて汚染している場合は，[手洗いマーク]が優先されます。

[消毒剤マーク]が5～6回繰り返され，べたついた場合には汚染を除去するために[手洗いマーク]を行います。

リハビリテーション施設▼シーン 2

97

シナリオで理解する！　手指衛生トレーニング・2

リハビリテーション施設　SCENE 3

湿性生体物質により汚染の可能性があり，個室訓練が必要な場合：手指衛生と防護具が必要

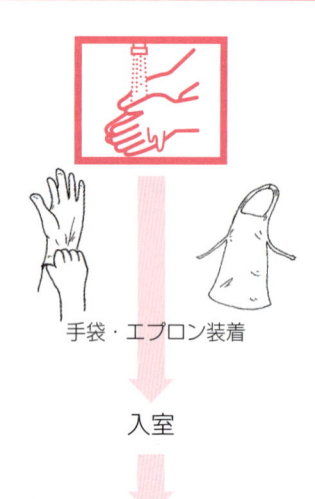

◉ポイント

カテーテルなどが入っていたり，皮膚疾患がある利用者がベッド上で訓練をする場合は，手指衛生後に湿性生体物質で汚染されないように，手袋，エプロンなどの防護具を装着します。

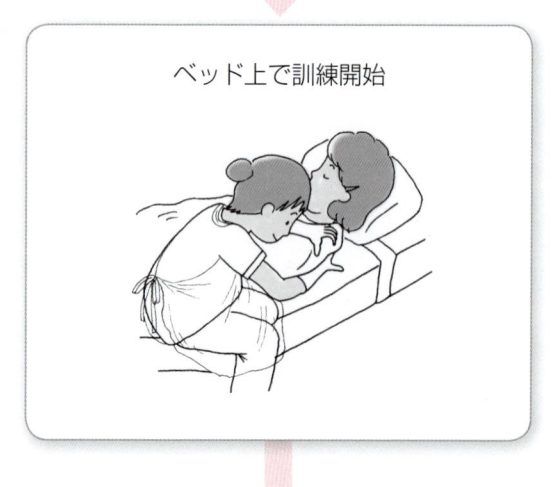

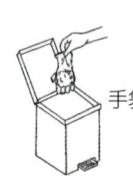

手袋・エプロン装着

↓

入室

↓

ベッド上で訓練開始

↓

訓練終了

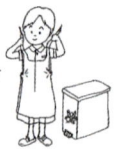

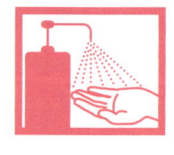

手袋・エプロンを外す

↓

または

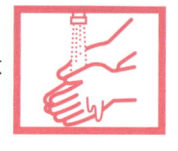

退室

リハビリテーション施設 SCENE 4

訓練終了後の手指衛生：コンタクトポイントの清掃前後

訓練終了

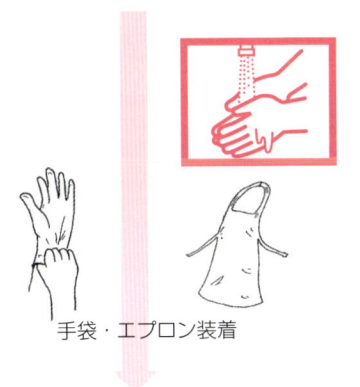

手袋・エプロン装着

◉ポイント
コンタクトポイントは，微生物の温床といわれています。リハビリ用具には，コンタクトポイントがたくさんあります。微生物汚染のレベルを下げる目的で，訓練終了後に1日1回以上はコンタクトポイントの清掃を行います。清掃時は，手袋・エプロンなどの防護具を着用します。

手が高頻度に接触する面を環境用クロスなどで清掃する

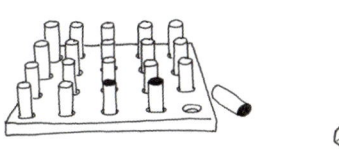

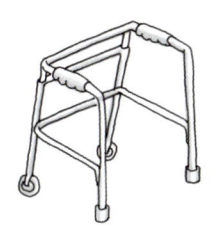

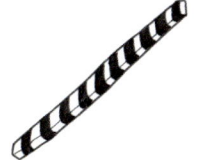

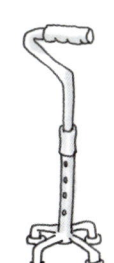

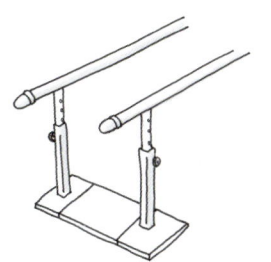

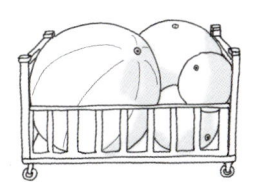

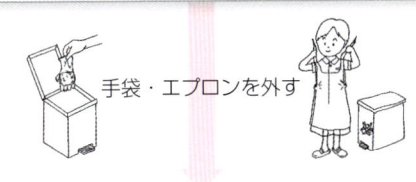

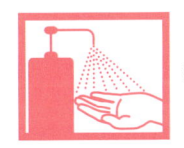

手袋・エプロンを外す

または

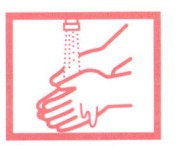

◉ポイント
清掃作業の前後は，手指衛生を行います。

シナリオで理解する！　手指衛生トレーニング・2

リハビリテーション施設　SCENE 5

片麻痺のある患者の手指衛生：手洗いも訓練です

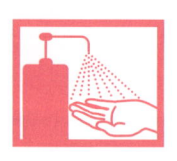

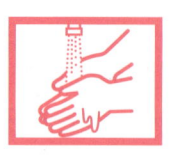

または

◉ポイント
訓練する人も，外部からの微生物を訓練室に持ち込まないために，訓練前に手指衛生を行います。

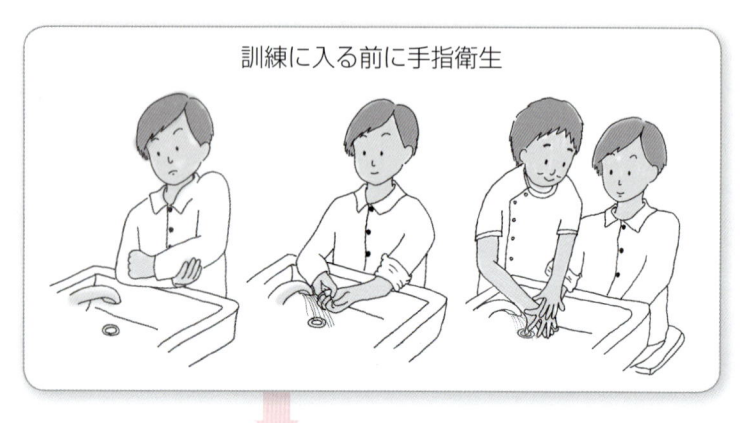

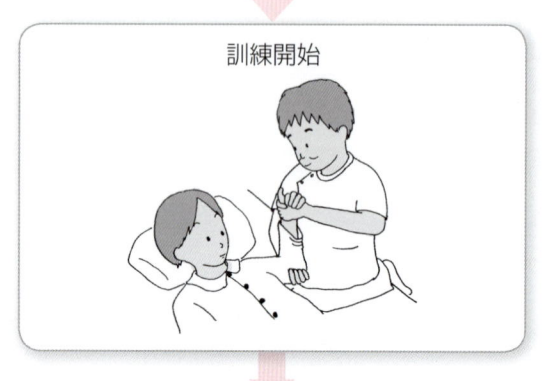

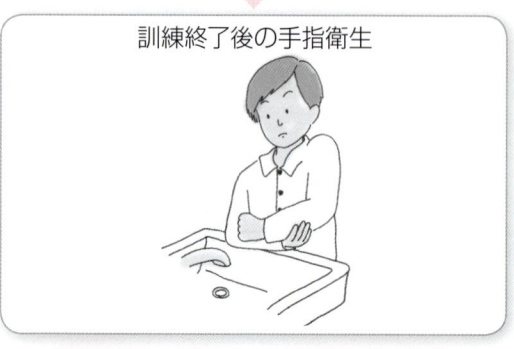

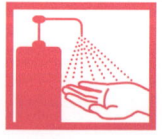

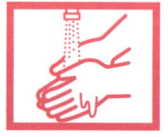

訓練に入る前に手指衛生

訓練開始

訓練終了後の手指衛生

または

◉ポイント
訓練終了後は，訓練室内で付着した微生物を外部に持ち出さないように，手指衛生を行います。

リハビリテーション施設 SCENE 6

調理訓練前後の手指衛生

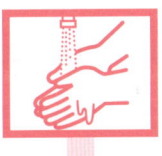

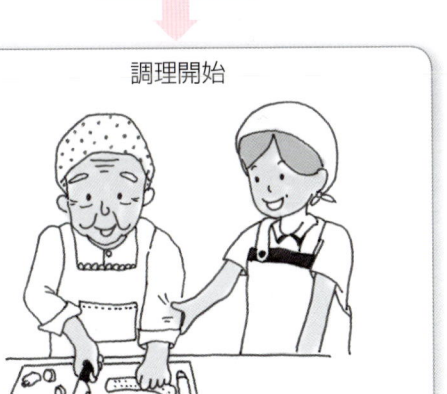

◉ポイント
調理を行う訓練の場合は，調理する人，指導する人の双方が [手洗い] を行います。

調理開始

調理終了

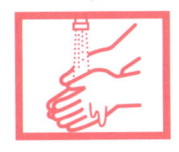

◉ポイント
調理中，肉・魚など，生ものに触れた後は，[手洗い] を行います。

III

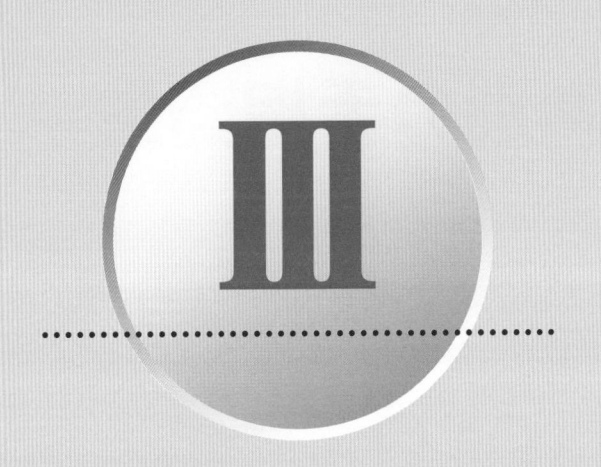

看護行為別の手指衛生

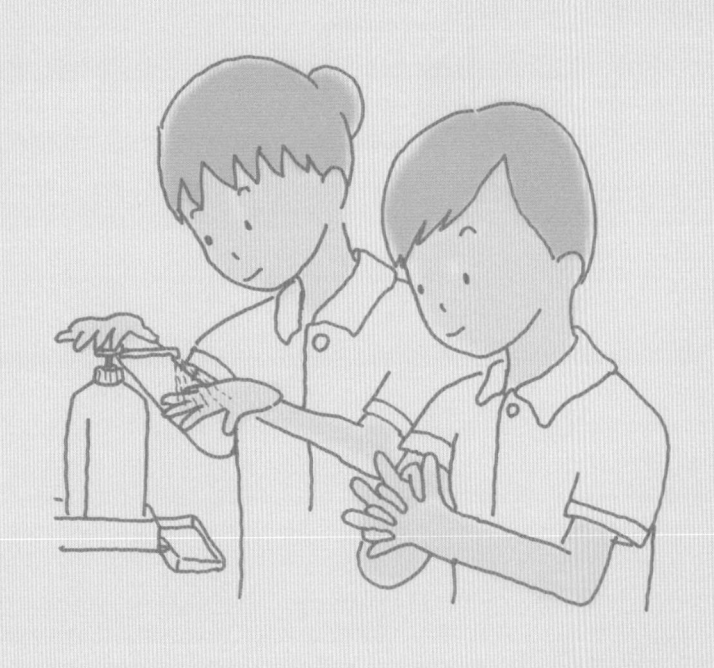

シナリオで理解する！　手指衛生トレーニング・2

看護行為別の手指衛生

1.「採血」の手順

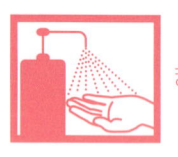

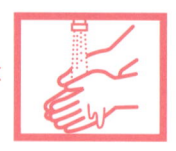

またば

必要物品準備

✤ リスク
前作業や環境からの汚れや微生物。

◉ ポイント
採血時に必要な物品に，前作業や環境からの汚れ，微生物を付着させないために手指衛生を行います。物品は清潔に管理しておくと手の汚染が少なくてすみます。

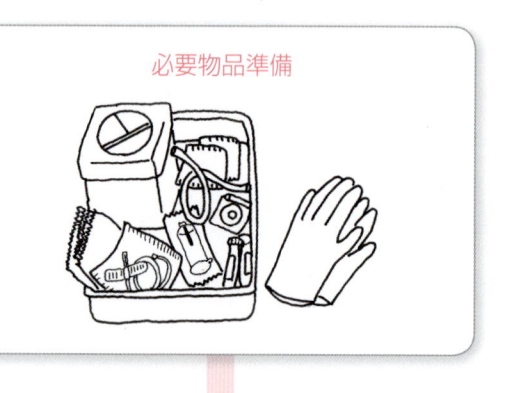

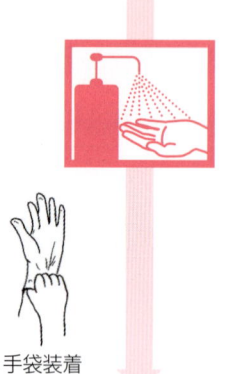

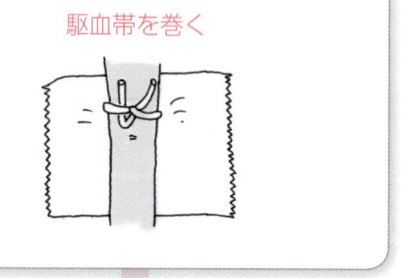

手袋装着

✤ リスク
物品を準備するときに手に付着した汚れや微生物。

◉ ポイント
物品の準備の際に，手に目に見えない汚れが付着した可能性があります。また，採血は無菌操作で実施しますので，手袋装着前に手指消毒が必要です。

駆血帯を巻く

複数の患者に同じ手袋は使用しません。

2つの手指衛生マーク

石けんと流水による手洗いをする

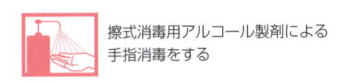

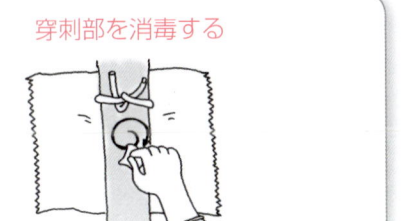

擦式消毒用アルコール製剤による手指消毒をする

穿刺部を消毒する

◉ポイント
穿刺部位を中心から外側に向かって渦巻き状に消毒します。消毒後に穿刺部位に指などが触れた場合は、再度、消毒します。

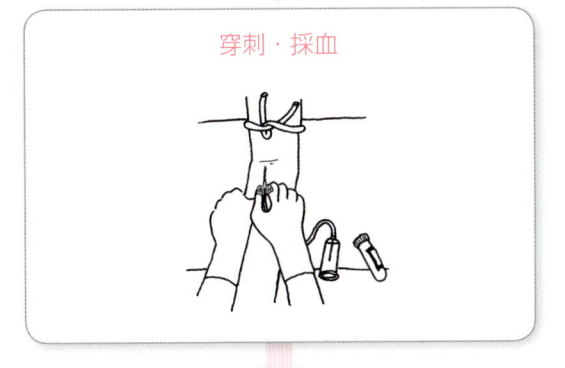

穿刺・採血

◉ポイント
アルコールが乾燥してから穿刺します。

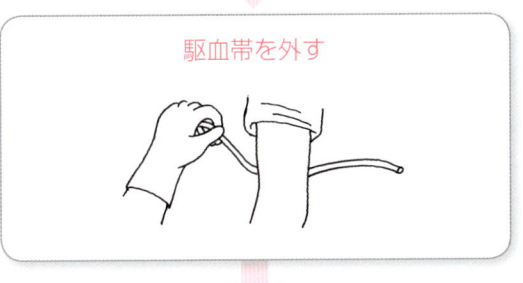

駆血帯を外す

◉ポイント
採血ホルダー使用時は、採血管を採血ホルダーから抜去した後で駆血帯を外します。

抜針

穿刺針はできるだけ安全装置付きの製品を使用し、確実に作動させます。

看護行為別の手指衛生

シナリオで理解する！ 手指衛生トレーニング・2

看護行為別の手指衛生

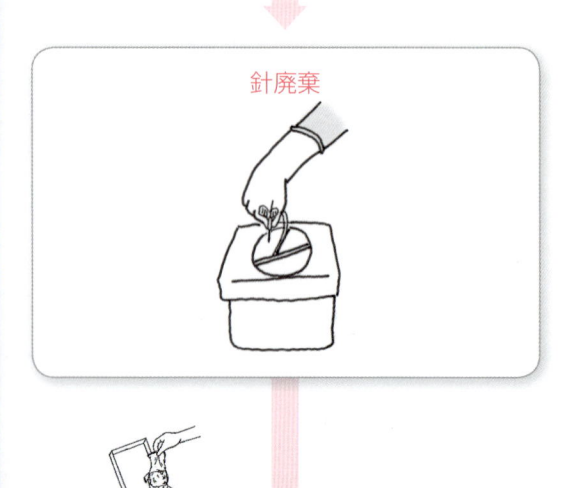

針廃棄

手袋を外す

手袋を外し，アルコール綿とともに廃棄

または

🔴 **ポイント**

針刺し防止のため，針は採血直後に，針廃棄容器に廃棄します。安全装置がない場合はリキャップせず廃棄します。

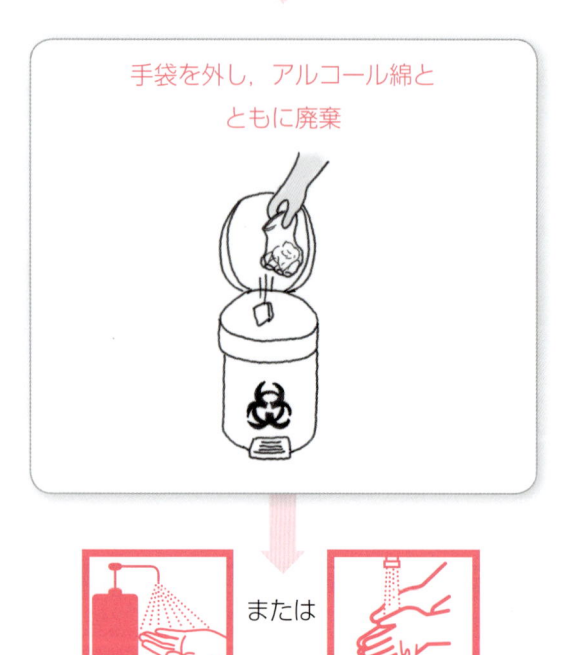

✥ **リスク**

手袋のピンホール。手袋の中で細菌増殖。手袋を外す際に表面に触れて汚染。

🔴 **ポイント**

「手袋は手指衛生の代わりになりません」。手袋の内側，外側に汚染の可能性があります。手袋を外した後は，手指の汚染を除去して，次の作業や環境への感染の拡大を防止します。また，感染から自分を守るためにも手指衛生を行いましょう。

2つの手指衛生マーク

- 石けんと流水による手洗いをする
- 擦式消毒用アルコール製剤による手指消毒をする

2.「尿道留置カテーテル挿入」の手順

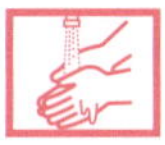

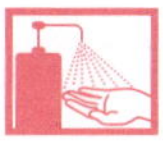

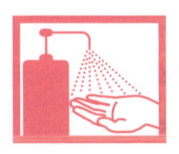

または

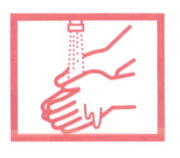

✤ リスク
前作業や環境からの汚れや微生物。

◉ ポイント
尿道留置カテーテル挿入に必要な物品に，前作業や環境からの汚れや微生物を付着させないために手指衛生をします。

必要物品準備

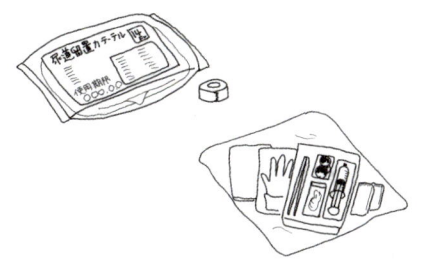

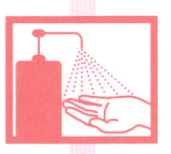

◉ ポイント
・使用期限切れや包装が破損していないかを確認します。
・感染防止のため，できるかぎり閉鎖式ドレナージシステムの製品（カテーテルと採尿バッグが一体化された製品）を使用します。

✤ リスク
物品を準備するときに手に付着した汚れや微生物。

◉ ポイント
物品の準備の際に，手に目に見えない汚れが付着した可能性があります。また，尿道留置カテーテル挿入は無菌操作で実施しますので，手袋装着前に手指消毒が必要です。

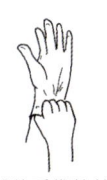

滅菌手袋装着

シーツを敷く
↓
消毒

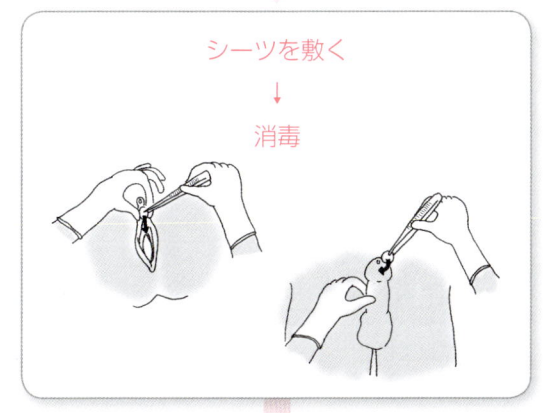

◉ ポイント
・滅菌手袋の表面を汚染しないように装着します。
・物品を清潔に扱えるよう，ディスポシーツで十分な広さのスペースを確保します。

看護行為別の手指衛生

シナリオで理解する！　手指衛生トレーニング・2

潤滑油をカテーテルに塗る
↓
カテーテル挿入

固定

片づけ

手袋を外す

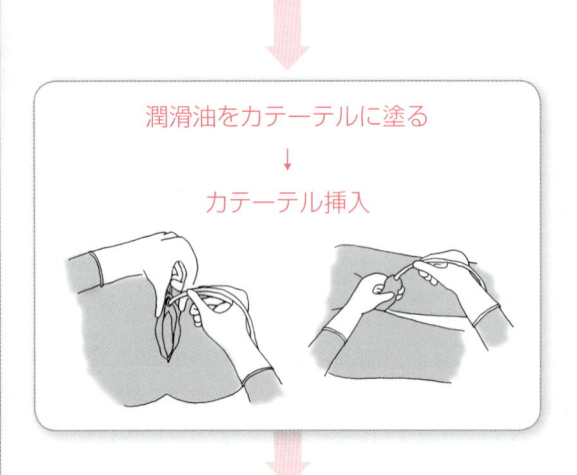

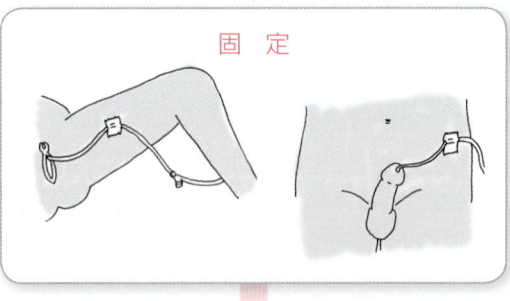

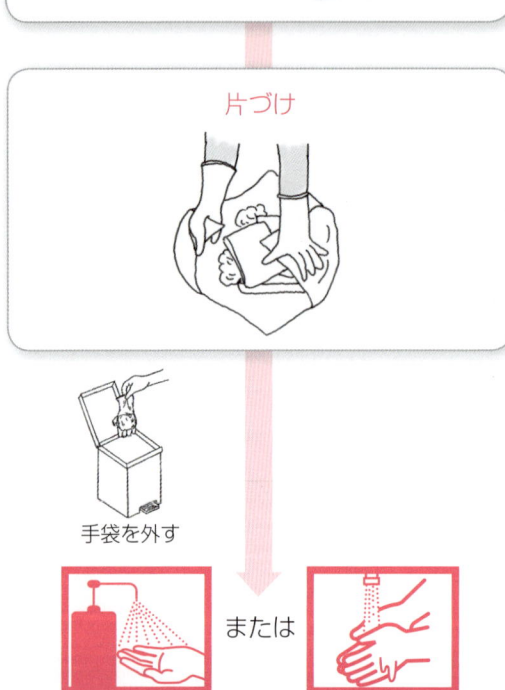

または

◉ポイント
- 固定は原則的に女性は大腿部，男性は下腹部に，引っぱられないように固定します。
- バッグは常に膀胱より低い位置に保ち，逆流を防ぎます。

✤リスク
手袋のピンホール，外陰部に付着している汚染や微生物。手袋の中で細菌の増殖。手袋を外す際に表面に触れて汚染。

◉ポイント
「手袋は手指衛生の代わりになりません」。手袋の内側，外側に汚染の可能性があります。手袋を外した後は，手指の汚染を除去して，次の作業や環境への感染の拡大を防止します。また，感染から自分を守るためにも手指衛生を行いましょう。

2つの手指衛生マーク

- 石けんと流水による手洗いをする
- 擦式消毒用アルコール製剤による手指消毒をする

3.「おむつ交換」（1人で実施する場合）の手順

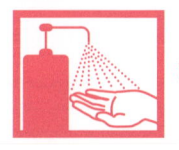

または

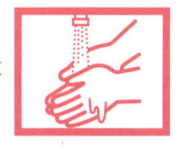

❖ リスク
前作業からの手指汚染。

◉ ポイント
手指の汚染を除去してから，利用者に接しましょう。

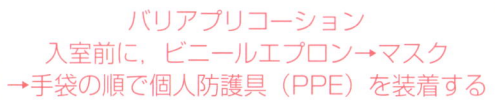

必要物品準備
（紙おむつ，お尻ふ拭き，手袋2組以上，ビニール袋，陰部洗浄ボトル）

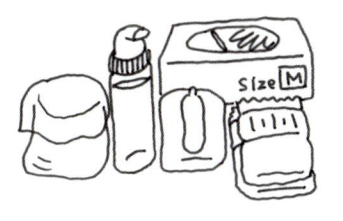

バリアプリコーション
入室前に，ビニールエプロン→マスク→手袋の順で個人防護具（PPE）を装着する

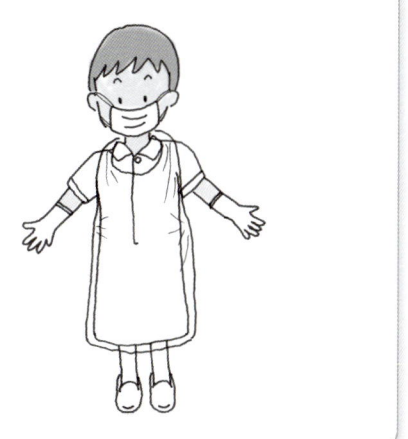

☞「防護具のつけ方と外し方」については，8～16ページを参照ください。

看護行為別の手指衛生

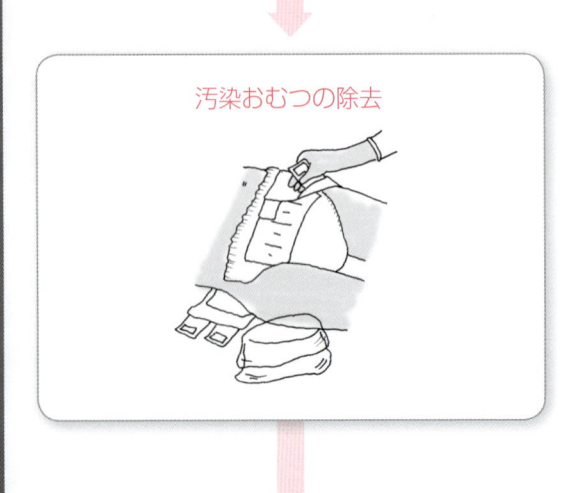

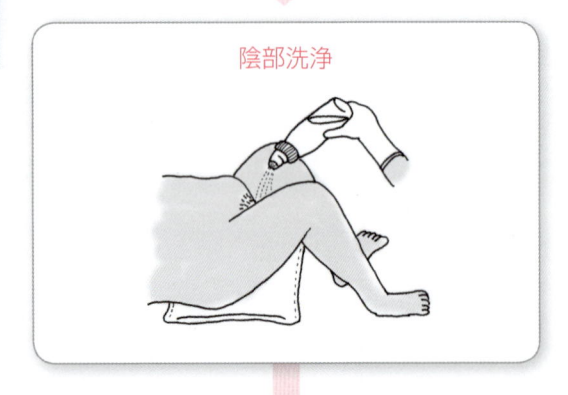

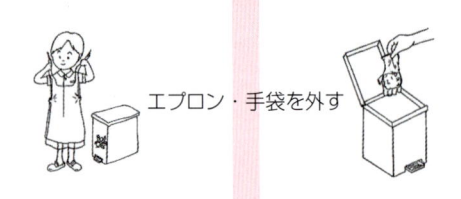

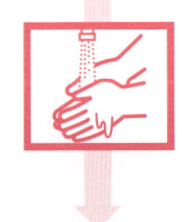

シナリオで理解する！　手指衛生トレーニング・2

汚染おむつの除去

陰部洗浄

エプロン・手袋を外す

◉ポイント
手袋を外した後は，手指衛生を行います。

おむつ交換

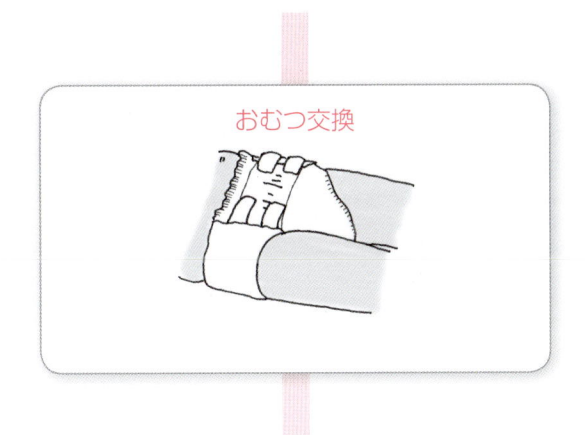

使用後のおむつ廃棄

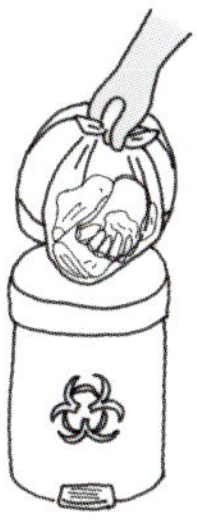

○ポイント
交換後のおむつは直ちに指定の廃棄容器に入れます。

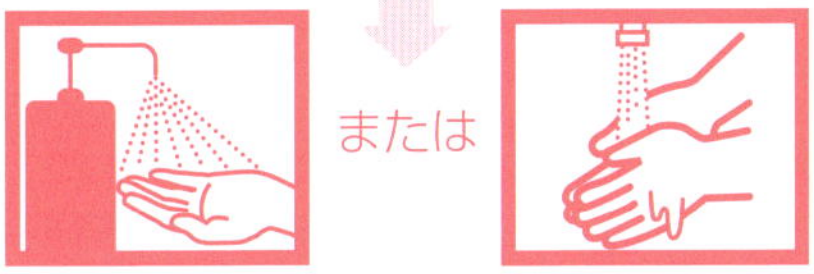

または

○ポイント
ケアの終了時には，手指衛生を行います。

看護行為別の手指衛生

111

シナリオで理解する！　手指衛生トレーニング・2

4.「おむつ交換」（2人で実施する場合）の手順

感染性胃腸炎で下痢をしている場合は，1人でおむつ交換を行うと汚染と清潔の区別が困難となり，感染拡大のリスクがあり，おむつ交換は2人で実施することが望まれます。

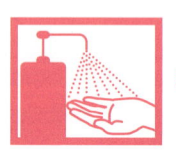

看護師A（おむつ交換役）　看護師B（介助役）

または

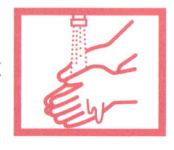

❖ リスク
前作業からの手指汚染。

◉ ポイント
手指の汚染を除去してから，利用者に接しましょう。

必要物品準備
（紙おむつ，お尻ふ拭き，手袋2組以上，ビニール袋，陰部洗浄ボトル）

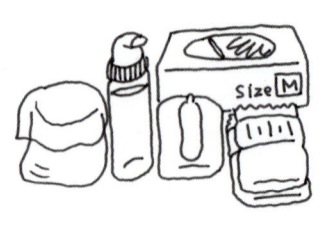

↓

（看護師A，Bともに）
入室前に，手指衛生を行う

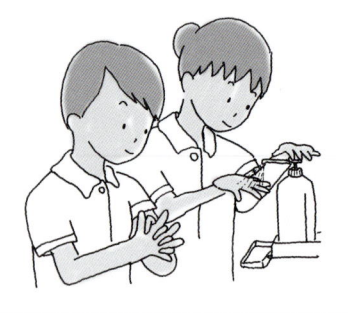

↓

看護行為別の手指衛生

112

2つの手指衛生マーク

- 石けんと流水による手洗いをする
- 擦式消毒用アルコール製剤による手指消毒をする

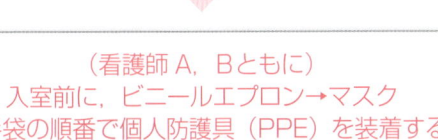

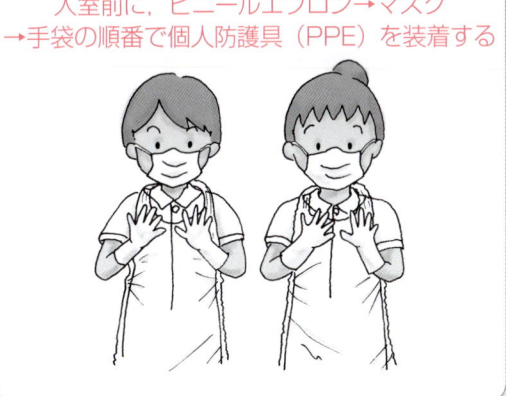

（看護師A，Bともに）
入室前に，ビニールエプロン→マスク→手袋の順番で個人防護具（PPE）を装着する

☞「防護具のつけ方と外し方」については，8～16ページを参照ください。

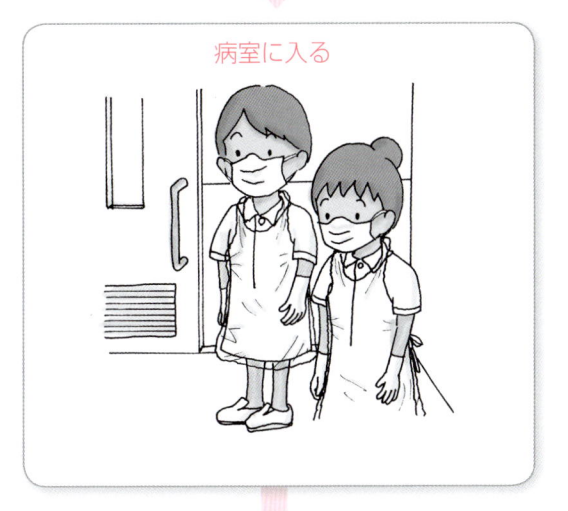

病室に入る

（看護師A，Bとも）
寝具や掛け物を汚染せず，処置しやすいように十分なスペースを確保する

看護行為別の手指衛生

シナリオで理解する！　手指衛生トレーニング・2

（看護師AまたはB）
おむつ用のビニール袋の投入口を反転し患者の足下に置く

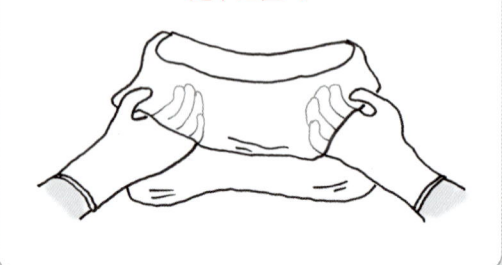

看護師B
（介助役）

患者を仰臥位にし，着衣をずらして体位を整える

看護師A
（おむつ交換役）

おむつを開き排泄物の性状を確認する。紙おむつの便汚染が著しい場合は，陰部洗浄前に汚染したおむつパッドなどを外し，手袋を交換する

●ポイント
手袋の交換時には，汚染している部分に触れないように注意します。

おむつの汚染が少ない場合は，手前（下）にずらし陰部洗浄をする

●ポイント
陰部洗浄時は，便が周囲に飛散しないようにします。

看護行為別の手指衛生

114

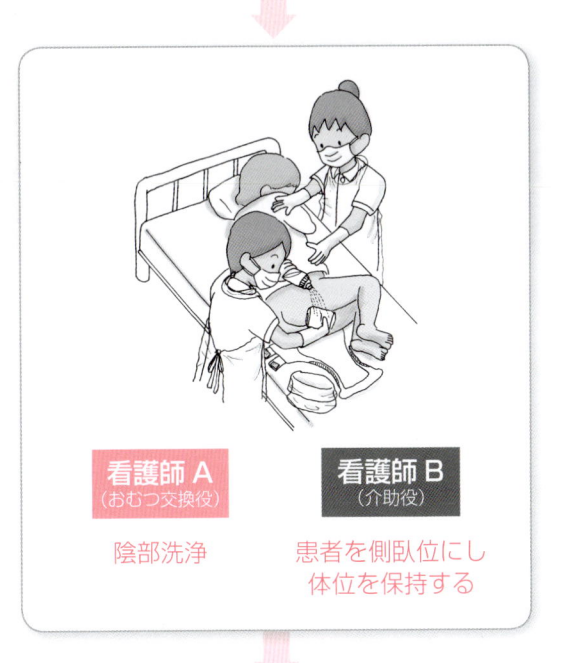

看護師 A (おむつ交換役)	看護師 B (介助役)
陰部洗浄	患者を側臥位にし体位を保持する

看護師 A（おむつ交換役）

殿部を微温湯で洗浄する（お尻拭きで清拭）。使用した陰部洗浄ボトルは，他を汚染しないようにワゴン下段に置いておく

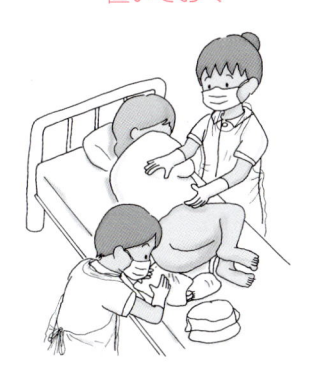

⊙ポイント

陰部洗浄時は，便が周囲に飛散しないようにします。使用後の陰部洗浄ボトルは，外側が汚染されている可能性があるため，オーバーテーブル上や床頭台・床には置かないようにします。ワゴンは原則的に上段を清潔，下段を不潔など，物品の清潔度に合わせて区別して使用します。

看護行為別の手指衛生

シナリオで理解する！ 手指衛生トレーニング・2

看護師 A
（おむつ交換役）

おむつを開き排泄物の性状を確認する。紙おむつの便汚染が著しい場合は，陰部洗浄前に汚染したおむつパッドなどを外し，手袋を交換する

◉ポイント
おむつを丸めるときは，便がおむつからはみださないように注意します。

看護師 B
（介助役）

患者を側臥位にし体位を保持する

看護師 A
（おむつ交換役）

汚れたおむつを外し，ビニール袋に入れる。その後，汚染した手袋を注意して外し，同じビニール袋に入れて口をしっかり縛り，室内のワゴン下段に置いておく

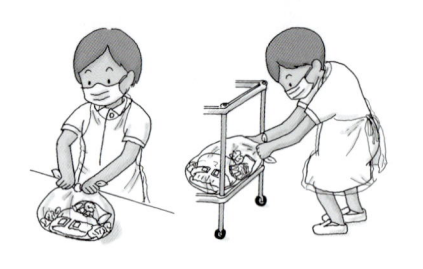

◉ポイント
便がビニール袋の外側に付着しないように入れます。決して床には置かないようにします。手袋の交換時には，汚染している部分に触れないように注意します。

看護行為別の手指衛生

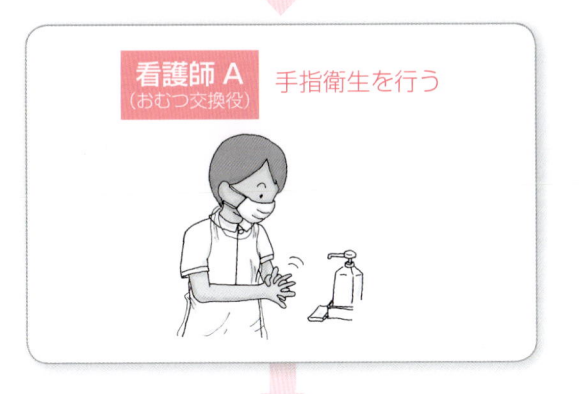

| 看護師 A (おむつ交換役) | 手指衛生を行う |

◉ポイント
ノロウイルスはアルコールに抵抗性を示すため，手指衛生は [手洗い] を第一選択としますが，ケア間の手指衛生は，「目に見える汚染がない場合」に限り，[アルコール消毒] でもよいでしょう。

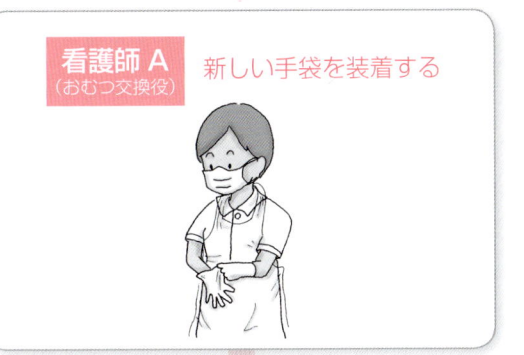

| 看護師 A (おむつ交換役) | 新しい手袋を装着する |

| 看護師 B (介助役) |

新しい紙おむつを装着する

◉ポイント
汚れたおむつと新しいなおむつが交差しないように気をつける。

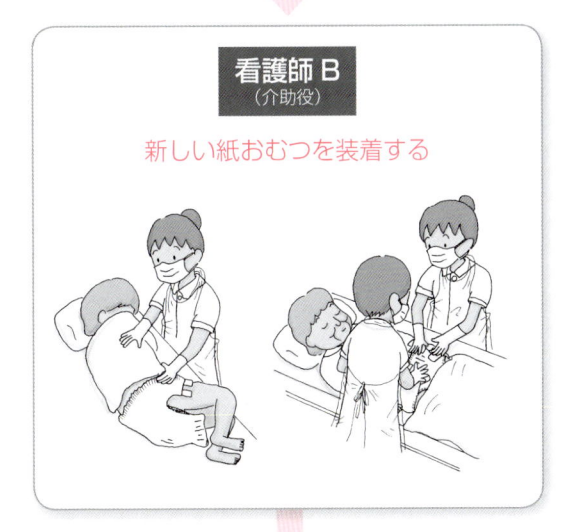

看護行為別の手指衛生

シナリオで理解する！　手指衛生トレーニング・2

（看護師AまたはB）
患者の寝衣と寝具を整える

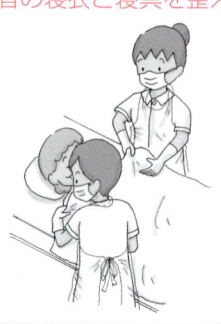

（看護師AまたはB）
退室前に，
「手袋→ビニールエプロン→マスク」の順で，
ＰＰＥを外し，病室内の感染性廃棄容器に
廃棄する

◉ポイント
手袋・ビニールエプロンは汚染した側を内側に包み込むようにし，マスクは前面に触れないように外し，すぐに廃棄します。

手指衛生を行う

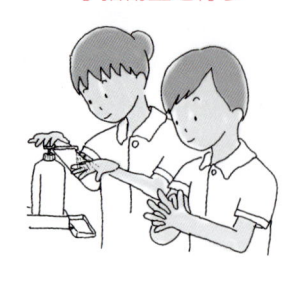

（看護師AまたはB）
おむつの入ったビニール袋を
持って病室を出る

◉ポイント
おむつを持って病室を出るときは，周辺環境に接触しないように注意します。

看護行為別の手指衛生

5.「気管内吸引」(開放式) の手順

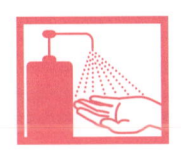

または

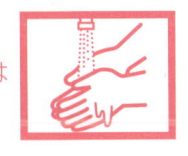

❖ リスク
前作業からの手指汚染。

◉ ポイント
手指の汚染を除去してから利用者に接しましょう。

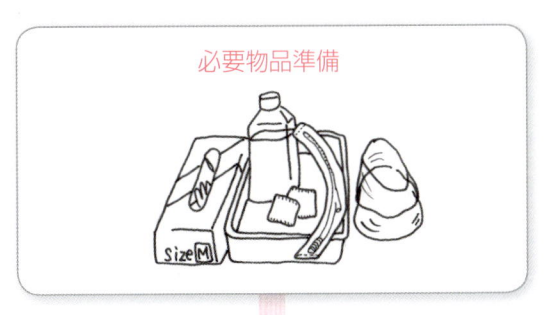

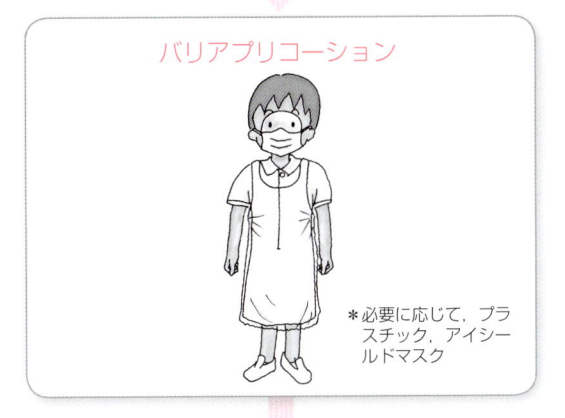

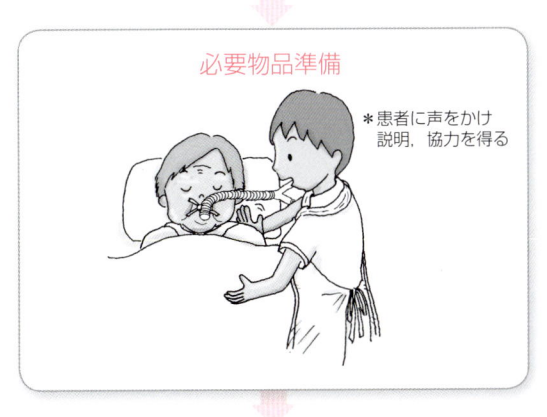

看護行為別の手指衛生

必要物品準備

バリアプリコーション

＊必要に応じて,プラスチック,アイシールドマスク

必要物品準備

＊患者に声をかけ説明,協力を得る

119

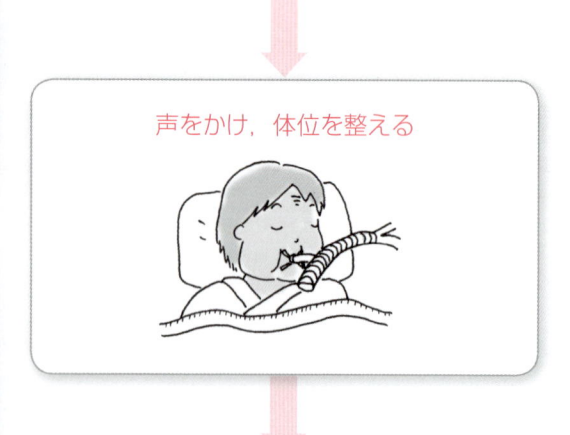

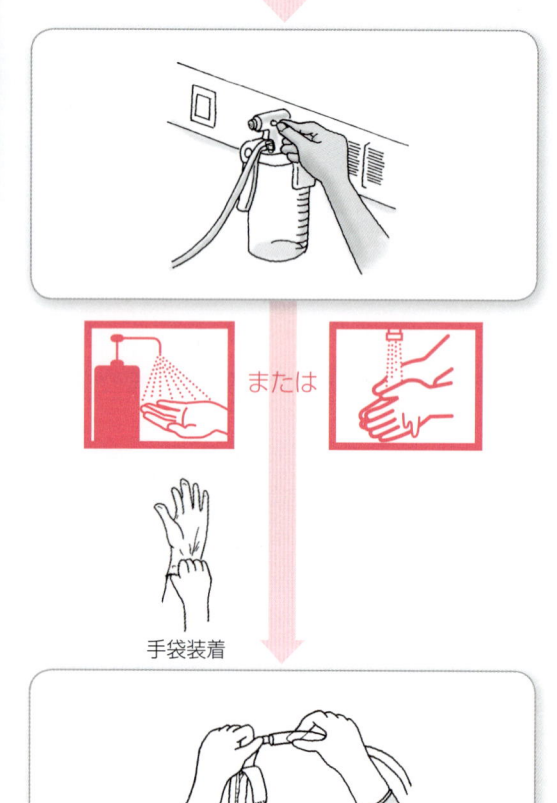

シナリオで理解する！ 手指衛生トレーニング・2

看護行為別の手指衛生

声をかけ，体位を整える

● ポイント
吸引圧を 100 ～ 150 ㎜ Hg に上げて，連結管を塞ぎ，圧の確認をします。

または

手袋装着

● ポイント
吸引カテーテルを袋から取り出し，吸引管と接続する。不潔にならないように注意します。

2つの手指衛生マーク

- 石けんと流水による手洗いをする
- 擦式消毒用アルコール製剤による手指消毒をする

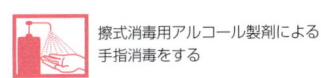

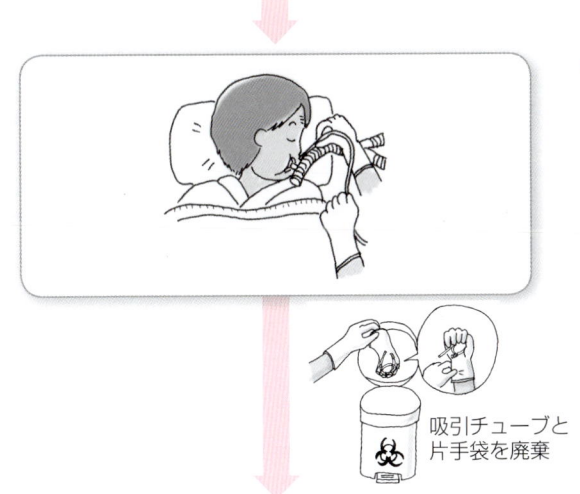

◉ポイント
気管内の吸引。吸引操作は10〜15秒。

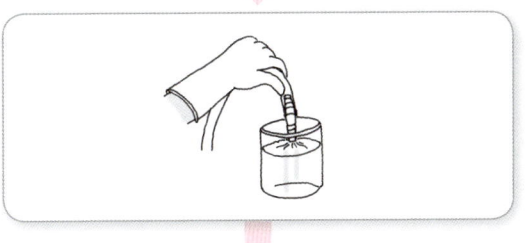

吸引チューブと片手袋を廃棄

◉ポイント
連結チューブ内の痰を吸い上げ水で取り除く。定位置に戻します。

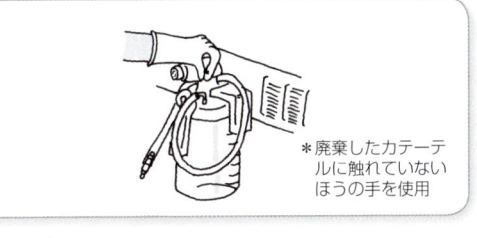

◉ポイント
調節ダイヤルで吸引圧を「0」に戻します。

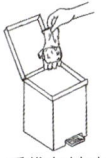

＊廃棄したカテーテルに触れていないほうの手を使用

手袋を外す　エプロンを外す　アイシールドを外す（装着していれば）

片付け

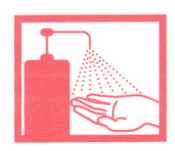

または

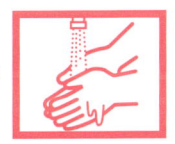

◉ポイント
口腔分泌物たれ込み防止のため、気管内吸引の前に口腔ケアを行いましょう。

看護行為別の手指衛生

● 参考文献

1）渡邉　卓・編：日本臨床検査標準協議会，標準採血法ガイドライン，学術広告社，2006.
2）CDC：血管内留置カテーテルに関する感染予防のためのガイドライン，2002.
3）CDC：医療現場における手指衛生のためのガイドライン，2002.
4）CDC：隔離予防策のためのガイドライン：医療環境における感染性病原体の伝播予防，2007.
5）CDC：医療施設における環境感染管理のためのガイドライン，2003.
6）CDC：カテーテル関連尿路感染予防のためのガイドライン，2009.
7）CDC：医療現場における手指衛生のためのガイドライン，2002.
8）土井英史，SOPプロジェクト・編著：実践現場の感染管理：ベストプラクティスをめざして，第1集，花王株式会社，東京，2004
9）宮城ICNネットワーク：シナリオで理解する手指衛生トレーニング，へるす出版，東京，2008.

| JCOPY | 〈(社)出版者著作権管理機構 委託出版物〉|

本書の無断複写は著作権法上での例外を除き禁じられています．
複写される場合は，そのつど事前に，下記の許諾を得てください．
(社)出版者著作権管理機構
TEL. 03-3513-6969　FAX. 03-3513-6979　e-mail：info@jcopy.or.jp

シナリオで理解する！
手指衛生トレーニング 2
定価(本体価格 2,000 円＋税)

2013 年 2 月 15 日　　第 1 版第 1 刷発行

著　者　佐々木浩美, 残間由美子, 橋本幸子, 中野国枝
発行者　岩井　壽夫
発行所　株式会社　へるす出版
　　　　〒164-0001　東京都中野区中野 2-2-3
　　　　☎ (03)3384-8035〈販売〉
　　　　　(03)3384-8155〈編集〉
　　　　振替 00180-7-175971
　　　　http://www.herusu-shuppan.co.jp
印刷所　三報社印刷株式会社

〈検印省略〉

Ⓒ 2013 Printed in Japan
落丁本，乱丁本はお取り替えいたします．
ISBN 978-4-89269-796-8